KB079571

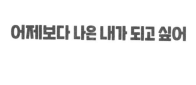

어제보다 나은 내가 되고 싶어

초판 1쇄 출간일 2023년 3월 6일
초판 2쇄 출간일 2023년 3월 13일

지은이 고바야시 히로유키
옮긴이 조해선
펴낸이 유성권

편집장 양선우
기획·책임편집 임용옥　　　**편집** 신혜진 윤경선
해외저작권 정지현　　　**홍보** 윤소담 박채원　　　**디자인** 프롬디자인
마케팅 김선우 강성 최성환 박혜민 심예찬
제작 장재균　　　**물류** 김성훈 강동훈

펴낸곳 ㈜이퍼블릭
출판등록 1970년 7월 28일, 제1-170호
주소 서울시 양천구 목동서로 211 범문빌딩 (07995)
대표전화 02-2653-5131　　　**팩스** 02-2653-2455
전자우편 loginbook@epublic.co.kr
포스트 post.naver.com/epubliclogin
홈페이지 www.loginbook.com
인스타그램 @book_login

- 이 책은 저작권법으로 보호받는 저작물이므로 무단 전재와 복제를 금지하며
  이 책 내용의 전부 또는 일부를 이용하려면 반드시 저작권자와 ㈜이퍼블릭의
  서면 동의를 받아야 합니다.
- 잘못된 책은 구입처에서 교환해 드립니다.
- 책값과 ISBN은 뒤표지에 있습니다.

로그인은 ㈜이퍼블릭의 어학·자녀교육·실용 브랜드입니다.

엄마보다 나은 내가 되고 싶어

고바야시 히로유키 지음
조해선 옮김

로그인

내가 기분 좋은 방식으로 나를 돌보는 일

2019년 첫 발생한 코로나바이러스감염증(COVID-19, 이후 코로나19)이 전 세계적으로 유행하면서 2020년 세계보건기구(WHO)는 팬데믹을 선언하기에 이르렀습니다. 다행히도 그 여느 때보다 빠른 속도로 백신이 개발된 덕분에 전 세계 백신 접종률은 약 70%에 달하고 있습니다(2023년 2월 기준, 단 1회라도 접종한 경우 포함). 하지만 감염률이나 치사율이 높은 변이 바이러스가 속속 등장하면서 코로나19의 종식, '엔데믹'을 기대하기보다는 이에 대한 인식과 방역 체계를 바꿀 필요가 대두되었습니다. 일명 '위드 코로나', 코로나19와 공존하며 살아가는 단계적 일상 회복을 도입하게 된 것입니다.

전 세계인들과 함께 코로나19 팬데믹을 극복해오는 과정 속에서 우리의 평소 생활 방식, 즉 '일상'은 크게 달라졌습니다. 꽤 익숙해졌음에도 때때로 현실이지만 현실이 아닌 듯한 기분을 느끼곤 합니다. 코로나19 이전에 우리가 생활하던 공간과는 다른 공간, 이른바 멀티버스 평행 세계에 살고 있는 것 같습니다. 코로나19 이전의 생활로 되돌리려면 다소 시간이 걸릴 것입니다. 아니, 어쩌면 우리는 코로나19 이전의 생활로 영영 되돌릴수 없을지도 모릅니다. 현재의 쟁점은 코로나19에 맞서는 게 아닙니다. 중요한 것은 코로나19 이후, 다시 말해 '포스트 코로나'를 어떻게 맞이하느냐에 달렸습니다.

포스트 코로나 시대를 맞아 의료계에서는 하드웨어와 소프트웨어 두 가지 측면에 주목하고 있습니다. 3밀, 즉 밀폐·밀집·밀접을 피하고 철저히 소독하는 것이 하드웨어에 속한다면, 소프트웨어는 개개인의 면역력을 높이는 것을 말합니다. 면역력을 높이려면 먼저 식사, 운동, 수면이라는 세 가지 기본 요소를 바로잡아야 합니다. 이는 바로 우리의 일상과 깊게 연관되어 있습니다.

일상을 가꾸는 힘, 일상력(日常力)이란 말을 들어본 적 있는지요. 코로나19를 겪으며 사소하지만 좋은 습관을 통해 소소한 성취감을 쌓아나가며 흐트러진 일상을 회복하고자 하는 노력이 큰 주목을 받았습니다. 스스로 지키고 싶은 행동 양식을 정해 습관처럼 꾸준히 실천해나가며 붕괴된 일상을 바로잡으려는 사람들이 많아진 것입니다.

이 책에서는 식사, 운동, 수면 이 세 가지를 바탕으로 면역력을 높이는 간단한 방법 100가지를 소개합니다. 면역력을 높이면 자연스레 정신적인 문제도 나아집니다. 즉, 몸과 마음 모두를 바로잡아 일상력을 단단히 다질 수 있게 됩니다. 책에 담긴 100가지 방법 전부를 실천하지 않아도 괜찮습니다. 할 수 있는 것부터 조금씩 일상에서 시도해보기 바랍니다.

나의 일상은 스스로 지켜내야 합니다. 우리는 그러한 시대를 맞이했습니다. '내 몸과 마음은 내가 돌본다'라는 마음가짐이 하루하루를 활기차게 살아내는 첫걸음이 되어줄 것입니다.

고바야시 히로유키

(차례)

PART

1

☀︎

아침

6:00~9:00

오늘 하루의
시작을 좌우하는
26가지 생활습관

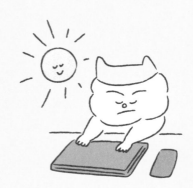

PART 2
낮
9:00~18:00

오늘 하루의 업무 스트레스를 날려버리는 32가지 생활습관

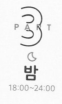

P A R T 3

밤

18:00~24:00

오늘 하루의 피로를 푸는 27가지 생활습관

PART 4 ⊗ 주말 Weekend

다음 주를 위한 에너지를 충전하는 15가지 생활습관

(이 책의 사용법)

아침에 눈을 떠 밤에 잠들기 전까지 나의 몸과 마음의 문제를
개선해 일상력을 키우기 위한 방법을 모아두었습니다. 약간의
시간만 들이면 부담 없이 할 수 있고 실천의 효과는 매우 큽니
다. 단단한 일상을 위해 몸과 마음의 균형을 바로잡아봅시다.

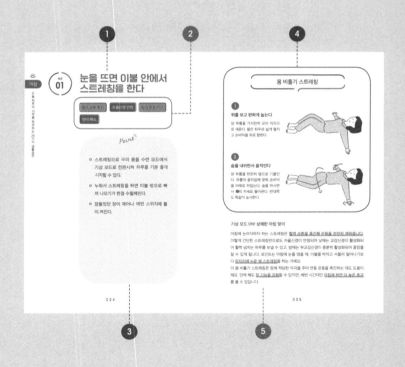

1 **몸과 마음을 돌보는 방법**

무엇을 하면 좋은지 한눈에 알 수 있도록 간결하게 적었습니다. 몸과 마음의 컨디션에 따라 나에게 맞는 방법부터 실천해보세요. 한번 해보고 싶다는 마음이 드는 것부터 시작해도 괜찮습니다.

2 **몸과 마음의 효과 압축 키워드**

몸과 마음에 어떠한 효과를 발휘하는지 소개했습니다. 책의 마지막에는 증상별 색인으로 정리해두었으니 꼭 참고해주세요.

3 **몸과 마음에 이로운 이유와 실천 방법**

표제로 적은 '몸과 마음을 돌보는 방법'이 우리의 몸과 마음에 왜 이로운지 구체적인 이유와 실천할 때 알아두면 좋을 포인트를 짚어봅니다.

4 **일러스트**

내용을 이해하기 쉽도록 일러스트를 덧붙였습니다.

5 **본문 해설**

앞서 짚어본 습관이 몸과 마음에 이로운 이유와 곁들여 알아두면 좋을 정보에 대해 자세히 이야기합니다.

'일상력'을 키우는 데
왜 자율신경이
중요할까?

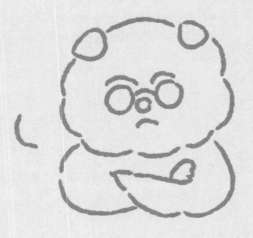

(자율신경의 균형을 잡으면 젊어 보인다)

자율신경이 균형을 이루면 건강한 피가 몸 안을 순환한다

같은 나이인데도 어떤 사람은 젊어 보이고 활동적인 반면, 그렇지 않은 사람도 있지요. 이러한 차이에는 자율신경이 크게 관여합니다. 자율신경이 균형을 이루면 위의 컨디션이 좋아져 영양소를 충분히 흡수합니다. 그 결과 혈액의 질이 향상되고 피부와 머리카락에 윤기가 돌아요. 흡수되지 않은 영양소가 지방으로 쌓이지도 않습니다.

즉, 자율신경이 적절하게 균형을 이루면 실제 나이보다 젊게 살아갈 수 있습니다. 그러기 위해서는 낮아진 부교감신경을 끌어올려야 합니다. 부교감신경을 활성화하면 면역력 저하에 따른 질병의 발생을 막고 노화도 늦출 수 있습니다.

자율신경이 균형을 이루면 젊어지는 이유

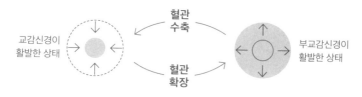

교감신경이
활발한 상태

**혈관
수축**

**혈관
확장**

부교감신경이
활발한 상태

교감신경과 부교감신경이 교대로 일해야
혈액 순환이 원활해진다

혈액 순환이 원활하면

몸 구석구석까지 영양소가 전달된다   노폐물이 잘 배출된다

오늘 하루의
시작을 좌우하는
26가지 생활 습관

아침을 어떻게 시작했는지에 따라
오늘 하루에 대한 전반적인 인상이 달라집니다.

어떤 하루가 펼쳐질지 아직 알 수 없지만,
나에게 맞는 습관들로 차근차근 채워나가는 동안
불안이 점점 설렘으로 바뀌게 될 거예요.

매일 아침에 하면 특히 좋은
건강한 습관들을 소개합니다.

PART

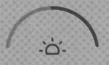

아침

6:00 ~ 9:00

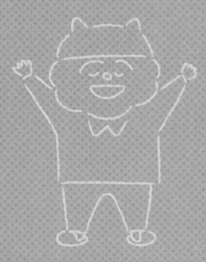

아침

오늘 하루의 시작을 좌우하는 26가지 생활습관

NO
01

눈을 뜨면 이불 안에서 스트레칭을 한다

혈액 순환 촉진   자율신경 안정   장내 환경 개선

변비 해소

Point

- 스트레칭으로 우리 몸을 수면 모드에서 기상 모드로 전환시켜 하루를 기분 좋게 시작할 수 있다.

- 누워서 스트레칭을 하면 이불 밖으로 빠져 나오기가 한결 수월해진다.

- 잠들었던 장이 깨어나 배변 스위치에 불이 켜진다.

몸 비틀기 스트레칭

위를 보고 편하게 눕는다

양 무릎을 가지런히 모아 직각으로 세운다. 팔은 좌우로 넓게 펼치고 손바닥을 위로 향한다.

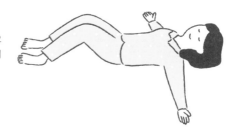

2

숨을 내쉬면서 움직인다

양 무릎을 천천히 옆으로 기울인다. 무릎의 움직임에 맞춰 손바닥을 아래로 뒤집는다. 숨을 마시면서 ❶의 자세로 돌아온다. 반대쪽도 똑같이 실시한다.

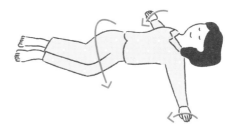

기상 모드 ON! 상쾌한 아침 맞이

아침에 눈뜨자마자 하는 스트레칭은 혈액 순환을 촉진해 온몸을 천천히 깨워줍니다. 이렇게 간단한 스트레칭만으로도 자율신경이 안정되어 낮에는 교감신경이 활성화되어 활력 넘치는 하루를 보낼 수 있고, 밤에는 부교감신경이 충분히 활성화되어 꿀잠을 잘 수 있게 됩니다. 포인트는 아침에 눈을 떴을 때, 이불을 박차고 서둘러 일어나기보다 잠자리에 누운 채 스트레칭을 하는 거예요.

이 몸 비틀기 스트레칭은 장에 적당한 자극을 주어 연동 운동을 촉진하는 데도 도움이 돼요. 언제 해도 장 기능을 강화할 수 있지만, 배변 시간대인 아침에 하면 더 높은 효과를 볼 수 있답니다.

오늘 하루의 시작을 좌우하는 26가지 생활습관

아침 햇살을 쬔다

자율신경 안정   의욕 충전   불면증 해소   뇌 활성화

Point

○ 아침은 부교감신경 우위에서 교감신경 우위로 바뀌는 시간대다. 햇살을 쬐면 자율신경의 균형이 바로잡혀 저절로 의욕이 샘솟는다.

○ 아침 햇살을 받으면 생체 시계를 관리하는 자율신경이 자극을 받아 밤이 되면 자연스레 깊은 잠으로 인도한다.

행복 호르몬, 세로토닌을 분비시키자

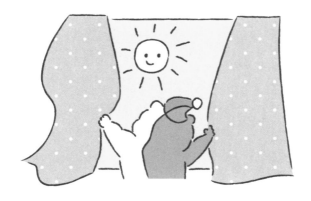

아침 햇살을 맞으면 행복 호르몬인 세로토닌이
분비된다. 세로토닌의 분비량이 늘어나면 뇌가
활성화되어 의욕이 샘솟는다.

아침 햇살이 주는 몸에 이로운 변화

아침에 잠자리에서 일어나면 먼저 방 안의 커튼을 활짝 열고 온몸으로 햇살을 맞아주
세요. 햇빛을 쐬면 우리 몸에 내재된 생체 시계가 자극을 받습니다. 생체 시계는 체온,
혈압, 수면과 같은 생체 리듬과 호르몬 분비를 조절해요. 아침에 눈이 떠지고 밤에 잠
이 오는 것도 다 생체 시계 때문이지요.
만약 방에 햇빛이 잘 들지 않는다면 현관 밖이나 베란다처럼 햇빛이 잘 드는 곳으로
나가도 좋아요. 나간 김에 심호흡하며 바깥 공기를 잔뜩 들이마셔보세요. 몸 안 구석
구석까지 산소가 고루 퍼져 훨씬 개운하게 하루를 시작할 수 있을 거예요.

오늘 하루의 시작을 좌우하는 26가지 생활습관

№
03

자율신경 안정   혈액 순환 촉진   변비 해소

공복에 물을 한 잔 마신다

Point

o 우리 몸의 60%는 물이다. 물은
  자율신경의 균형을 돕는다.

o 물이 부족하면 혈관이 손상된다.

o 일어나자마자 마시는 물은 장을
  부드럽게 자극해 변비를 해소한다.

o 자율신경이 생체 시계에 관여하는
  '생체 시계 유전자'를 작동시킨다.

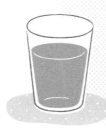

NO
04

자율신경 안정　　부정적 사고 방지　　짜증 방지

불안 해소

아무리 바빠도 잠시 감사하는 시간을 갖는다

Point

○ "오늘도 무사히 아침을 맞이했습니다. 고맙습니다."
이 말을 매일 아침 반복하기만 해도 마음이 안정된다.

○ 푸념이나 앓는 소리 같은 부정적인 말 대신 주위에 감사하는 마음을 가지면 자율신경도 안정된다.

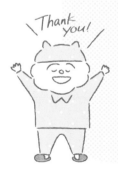

\Thank you!/

№ **05**

매일 아침
몸무게를 잰다

컨디션 관리   비만 해소   다이어트

Point

- 아침의 몸무게는 어제의 나를 반영한다.

- 몸무게를 재지 않으면 살찐다는 말은 사실이다. 몸무게가 일정하도록 신경 쓰면 컨디션 유지에 큰 도움이 된다.

- 소변과 대변의 상태도 체크하면 질병을 조기에 발견할 수 있다.

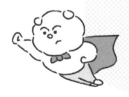

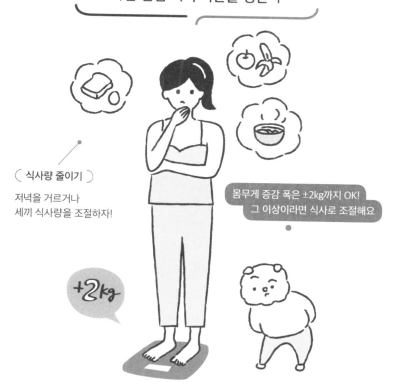

아침 몸무게를 기준으로 아침·점심·저녁 식단을 정한다

(식사량 줄이기)

저녁을 거르거나
세끼 식사량을 조절하자!

몸무게 증감 폭은 ±2kg까지 OK!
그 이상이라면 식사로 조절해요

+2kg

'오늘부터 꼬박꼬박 몸무게를 재야지!' 마음먹고 매일 꾸준히 실천하기만 해도 살이 빠집니다. 결심을 한 시점에 이미 의식은 물론, 생활습관도 올바른 방향으로 바뀌어가기 때문이죠. 만약 몸무게가 500g이라도 늘었다면 식사량을 줄이거나 운동량을 조금 늘려보세요. 몸무게에 변화가 없다면 평소 습관대로 지내도 괜찮습니다.

소변과 대변을 체크하는 것도 중요해요. 소변은 우선 색을 살펴보세요. 색이 짙으면 몸 안에 수분이 부족하다는 신호입니다. 대변은 색, 형태, 단단한 정도와 배변이 쉬웠는지 힘들었는지를 체크하세요.

조금이라도 좋으니
아침밥을 꼭 먹는다

신진대사 개선　자율신경 안정　장내 환경 개선

다이어트　변비 해소

Point

o 아침을 먹으면 생체 시계를 관리하는 '생체 시계 유전자'가 작동해 자율신경이 균형을 이루고, 신진대사와 호르몬 분비가 개선되어 몸과 마음이 건강해진다.

o 신진대사가 좋아지면 먹어도 쉽게 살찌지 않는 체질로 변하고 장내 환경도 좋아진다.

o 장내 환경이 좋아지면 변비 같은 몸에 생긴 불편한 증상도 개선된다.

아침밥을 챙겨 먹는 사람과 거르는 사람의 차이

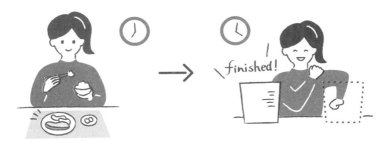

아침밥을 챙겨 먹는 사람

생체 시계 유전자가 활성화되어 온몸의 세포가 쌩쌩하다. 일도 수월하게 해내고 항상 활기차 보인다.

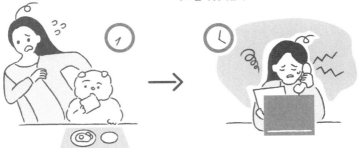

아침밥을 거르는 사람

마음이 조급해 신진대사도 저하된다. 짜증과 스트레스가 쉽게 쌓이기 때문에 피부가 푸석해지고 노화도 빨리 찾아온다.

아주 적은 양이라도 괜찮으니 아침은 스트레스 없이 내 입에 '맛있는' 음식을 즐기면서 먹으세요. 아침밥 스트레스에서 벗어나야 합니다. '뭐라도 먹어야 하는데' '제대로 챙겨 먹어야 하는데'와 같은 걱정은 접어두세요. 좋아하는 음식을 즐기면서 먹는 것이 중요해요.

오늘 하루의 시작을 좌우하는 26가지 생활습관

NO 07 아침에는 되도록 된장국을 먹는다

감기 예방 생활습관병 예방 암 예방 우울증 예방

노화 방지 피부 개선 장내 환경 개선 불면증 해소

냉증 해소 꽃가루 알레르기 완화

Point

○ 콩을 된장으로 만드는 발효 과정에서 노화 억제 기능이 생긴다.

○ 된장에 들어 있는 유산균은 장의 균형을 바로잡는 유익균이다. 유익균은 장의 컨디션을 회복시켜 스트레스, 불면증, 피부 트러블, 냉증, 꽃가루 알레르기, 대장암의 위험을 낮춘다. 변비의 예방과 개선에도 도움이 된다.

장수 된장국 만드는 법

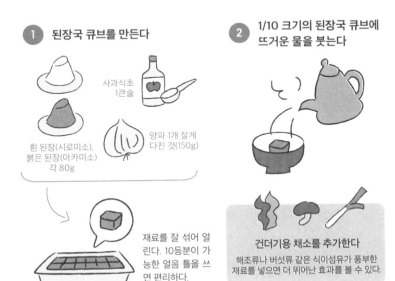

1 된장국 큐브를 만든다

사과식초
1큰술

흰 된장(시로미소),
붉은 된장(아카미소)
각 80g

양파 1개 잘게
다진 것(150g)

재료를 잘 섞어 얼린다. 10등분이 가능한 얼음 틀을 쓰면 편리하다.

2 1/10 크기의 된장국 큐브에
뜨거운 물을 붓는다

건더기용 채소를 추가한다
해조류나 버섯류 같은 식이섬유가 풍부한 재료를 넣으면 더 뛰어난 효과를 볼 수 있다.

장 기능을 활성화해주는 '장수 된장국'

슈퍼 푸드인 된장을 섭취하는 가장 좋은 방법은 된장국으로 만들어 먹는 거예요. 장내 균형을 바로잡는 유익균이 가장 좋아하는 흰 된장, 붉은 된장, 양파, 사과식초를 섞어 된장국 큐브를 만들어두고 여기에 뜨거운 물 약 150㎖만 부으면 금세 완성됩니다.
여러 식재료를 건더기로 넣으면 한 그릇만으로도 영양소를 골고루 섭취할 수 있어요. 열을 가하면 건더기의 부피가 줄어들어 익히지 않고 먹을 때보다 더 많은 영양을 섭취할 수 있습니다. '따뜻한 국물'이라는 점도 큰 장점이에요. 국을 비롯한 따뜻한 음식은 위를 지나며 혈액 순환을 촉진하므로 부교감신경의 기능을 높여주거든요. 그러니 된장국을 즐겨 먹는 습관을 들이면 좋겠지요?

NO 08 하루 세끼를 거르지 않는다

자율신경 안정 　　장내 환경 개선 　　비만 해소

다이어트

Point

- ○ 식사는 장에 자극을 준다. 하루 세 번의 자극이 이상적이다.

- ○ 무리한 다이어트를 하지 않아도 몸무게의 증감이 거의 사라진다.

- ○ 규칙적으로 식사하면 몸과 마음의 활동 에너지가 놀랄 만큼 달라진다.

중요한 세끼 식사량 분배

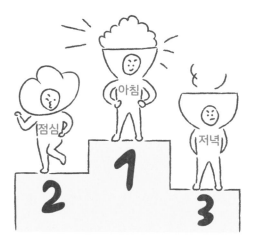

끼니는 '무엇을' 먹느냐 이상으로 '언제' 먹느냐가 중요하다.
덧붙여 아침, 점심, 저녁 식사량은 '4:2:4'의 비율로 맞추는
것이 가장 좋다.

균형 잡힌 식사를 '맛있게' 즐기면서 먹는다

하루 세끼를 야무지게 챙겨 먹으면 과식할 우려가 있긴 해도 물만 마시는 것에 비하면
역시 무언가를 먹는 편이 좋아요. 식사를 하면 체온이 오르고 씹는 활동을 통해 뇌가
자극을 받기 때문이지요.
중요한 것은 먹는 방식, 즉 세끼 식사량의 분배와 섭취 시간대에 신경 써야 한다는 점
입니다. 아침, 점심, 저녁 각 식사량의 가장 적절한 비율은 4:2:4입니다. 이렇게 먹기
힘들다면 4:3:3이나 3:3:4도 괜찮아요. 저녁 식사는 되도록 밤 9시 이전에 마치는 게
좋지만 도저히 힘들다면 밤에는 최대한 가볍게, 세끼 식사량의 비율은 4:2:2가 가장
좋습니다.

NO 09 수용성 식이섬유를 섭취한다

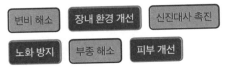

변비 해소 장내 환경 개선 신진대사 촉진

노화 방지 부종 해소 피부 개선

Point

○ 식이섬유는 장을 깨끗이 '청소'하는 역할
을 맡고 있다.

○ 식이섬유를 충분히 섭취하면 장내에 천연
다이어트약으로 불리는 짧은 사슬 지방산
이 생성되어 신진대사가 활발해진다.

○ 식사 후 혈당치가 완만하게 상승하는 것
도 식이섬유 덕분이다.

식이섬유로 불필요한 물질을 내보내자

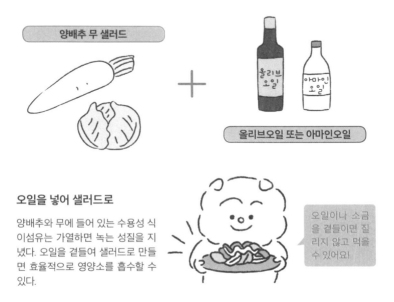

양배추 무 샐러드

올리브오일 또는 아마인오일

오일을 넣어 샐러드로

양배추와 무에 들어 있는 수용성 식
이섬유는 가열하면 녹는 성질을 지
녔다. 오일을 곁들여 샐러드로 만들
면 효율적으로 영양소를 흡수할 수
있다.

오일이나 소금
을 곁들이면 질
리지 않고 먹을
수 있어요!

변비의 원인은 부족한 식이섬유

수용성 식이섬유는 이름 그대로 물에 녹는 특징이 있어요. 장 속의 수분에 녹아 변을
부드럽게 해주므로 변비에 좋지요. 그뿐 아니라 장내 환경을 말끔하게 청소하는 역할
도 합니다. 수용성 식이섬유가 풍부한 음식으로는 해조류, 버섯류, 통밀 가루로 만든
빵과 시리얼 등이 있어요. 어떤 식재료든 불용성과 수용성 식이섬유를 모두 함유하고
있으니 달달 외우지 않아도 괜찮아요! 해조류, 버섯류, 채소, 과일을 적극적으로 먹으
면 된다고 평소 의식하기만 해도 충분해요. 프룬(건자두)이나 건무화과 같은 말린 과
일에도 식이섬유가 풍부합니다. 먹기도 간편하니 간식으로 좋아요.

아침

오늘 하루의 시작을 좌우하는 26가지 생활습관

NO 10

발효 식품으로
장 건강을 챙긴다

장내 환경 개선 신진대사 개선 노화 방지

피부 개선

Point

○ 매일 조금씩 꾸준히 먹으면 장내 환경 자
체를 개선해 장의 균형을 유지하는 힘이
생긴다.

○ 발효 식품은 양보다는 종류! 장을 건강하
게 유지하고 싶다면 다양한 발효 식품을
먹어보자.

○ 장 활동이 활발하면 세포의 신진대사가
원활해져 노화 방지에도 효과적이다.

매일 적극적으로 발효 식품을 먹자

나에게 맞는 발효 식품을 찾아 꾸준히 먹자

요구르트, 된장, 치즈, 식초는 모두 발효 식품이지만, 발효할 때 쓰이는 균이 다르며 만든 장소나 계절에 따라서도 또 달라진다. 그중 먹으면 컨디션이 좋아진다고 느껴지는 발효 식품을 찾아 매일 먹어보자.

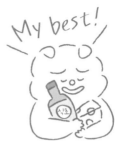

치즈

와인, 청주, 소주도 발효 식품. 안주로 치즈를 곁들여 먹자.

김치

김치는 낫토, 가다랑어포 같은 다른 발효 식품과 함께 먹어도 좋다.

낫토

낫토와 된장은 장을 튼튼하게 해주므로 아침 활력을 불어넣기에 딱 좋은 명콤비다.

발효 식품을 먹으면 장내 유익균이 활성화된다

우리의 장에는 약 1.5㎏의 장내 세균이 살고 있어요. 장내 세균은 총 세 종류로 나눌 수 있는데, 그중 소화와 흡수를 돕고 면역 기능을 높여주는 착한 균이 '유익균', 독소를 뿜어내고 병원균을 증식시키고 장에 염증을 일으키는 나쁜 균이 '유해균'입니다. 그리고 마지막 '기회감염균'은 장의 건강 상태에 따라 유익균과 유해균 중 어느 쪽으로든 변할 수 있는 균을 말합니다.

유익균 20%, 유해균 10%, 그리고 나머지 70%가 기회감염균일 때 장내 환경이 균형을 이루었다고 봅니다. 발효 식품은 인간의 장에서 유익균에 해당해요. 따라서 발효 식품을 먹으면 유익균을 활성화하고 유해균을 감소 또는 억제할 수 있습니다.

NO 11

나에게 맞는 요구르트를 매일 200g씩 먹는다

변비 해소 | 비만 해소 | 피부 개선 | 장내 환경 개선

알레르기 완화 | 감염증 예방

Point

- 요구르트를 하루 200g 정도 먹으면 장내 환경 균형에 도움이 된다. 요구르트는 배변 횟수와 배변량을 개선할 뿐 아니라 비만을 예방하고 피부를 매끈하게 해준다.

- 식후에 먹는 편이 좋다.

- 채소나 과일을 곁들여 먹으면 더 효과적이다.

나에게 맞는 요구르트를 찾아서

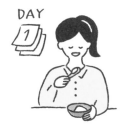
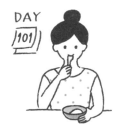
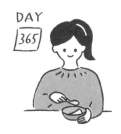

매일 꾸준히 먹는 게 중요

요구르트만 먹기보다 채소나 과일처럼 식이섬유
가 풍부한 식재료를 곁들여 먹으면 더 높은 효과
를 볼 수 있다. 말린 과일을 얹어 먹거나 신선한
주스와 함께 먹는 등 다양한 방법으로 즐겨보자.

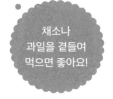

채소나
과일을 곁들여
먹으면 좋아요!

시판 요구르트는 제품에 따라 균과 효과가 다르다

장의 균형을 바로잡고 변비를 개선하는 것 외에도 다양한 기능을 첨가한 요구르트가
출시되고 있어요. 어떤 제품은 O-157 대장균과 헬리코박터균 같은 유해한 세균의 감
염을 막고 알레르기 증상을 개선하는 데 도움이 되기도 합니다.

시판되는 요구르트는 크게 유산균 계열과 비피두스균 계열, 두 가지로 나뉘어요. 비피
두스균도 유산균의 일종이지만, 유산균이 주로 소장에서 활약하는 데 비해 비피두스
균은 대장에서 활약한다는 차이가 있죠. 우선 같은 요구르트를 1~2주 동안 매일 먹어
보세요. 효과를 본 사람들은 '대변과 방귀에서 나던 고약한 냄새가 사라졌다'고 말합니
다. '입 냄새와 체취도 덜 신경 쓰인다'고 말하는 사람도 있고요. 모두 장이 건강해졌다
는 증거랍니다.

No 12

기운 없는 아침에는 감주*나 술지게미**를 먹는다

신진대사 개선　　장내 환경 개선　　면역력 향상

피로 회복　　기미·잡티 예방　　피부 개선

Point

○ 식이섬유와 올리고당이 장내 환경을 이롭게 한다.

○ 피곤하거나 면역력이 떨어졌을 때 먹으면 피로 해소와 감기 예방에 도움이 된다.

○ 감주와 술지게미에 들어 있는 비타민 B군은 피부의 대사 활동을 돕고 누룩곰팡이는 기미의 원인이 되는 멜라닌 색소의 생성을 억제한다.

• **감주**: 쌀과 누룩으로 만든 일종의 음료로, 최근에는 누룩 대신 효소를 넣어 요구르트의 형태로 만들어 먹기도 한다. 식혜와 다르니 주의할 것!

•• **술지게미**: 전통주를 만들 때 술을 거르고 남은 찌꺼기를 가리킨다. 국내 양조장을 통해 구하거나 일본 제품을 구입할 수 있다.

간단한 에너지 보충법

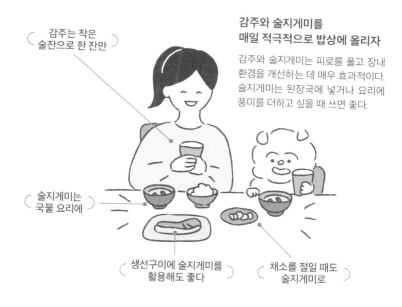

**감주는 작은
술잔으로 한 잔만**

**술지게미는
국물 요리에**

**생선구이에 술지게미를
활용해도 좋다**

**채소를 절일 때도
술지게미로**

감주와 술지게미를
매일 적극적으로 밥상에 올리자

감주와 술지게미는 피로를 풀고 장내
환경을 개선하는 데 매우 효과적이다.
술지게미는 된장국에 넣거나 요리에
풍미를 더하고 싶을 때 쓰면 좋다.

쌀누룩으로 만든 감주와 술지게미는 장내 환경을 이롭게 하는 일등 공신

쌀누룩으로 만든 감주에는 분해된 쌀의 영양 성분과 에너지 대사를 돕는 비타민 B군
이 들어 있어서 매우 빠르고 효율적으로 에너지를 만들어냅니다. 그래서 피곤하거나
운동 후 면역력이 저하되었을 때 감주를 마시면 피로 회복과 감기 예방에 도움이 됩니
다. 감주에 든 올리고당 역시 장내 환경을 이롭게 하지요. 요즘에는 감주보다는 '쌀누
룩요구르트'로 많이 먹는 추세입니다.

술지게미는 쌀누룩에 효모와 유산균을 더해 발효시켜 만듭니다. 누룩곰팡이, 효모, 유
산균의 세 가지 발효 조합으로 영양 성분이 응축되어 있어 장 건강에 큰 도움을 줍니다.
아침에 이처럼 영양이 풍부한 음식을 먹으면 기초 대사량이 올라가 하루를 활기차게
보낼 수 있어요.

№ 13 나만의 배변 리듬을 파악한다

자율신경 안정   변비 해소   장내 환경 개선

Point

- 장에 가장 이상적인 배변 시간대는 아침이다.

- 변비일수록 배변 리듬을 만들어야 한다. 아침 식사 후에는 되도록 화장실에 가자.

- 배변 활동이 원활하려면 부교감신경이 우세한 편이 좋으므로 마음을 가라앉히고 서두르지 않는다. 배변 신호가 오지 않는다면 무리하지 말고 깨끗이 포기한다.

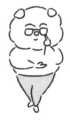

장이 건강해지는 장 마사지

우선 대장의 위치를 파악한다

대장은 아랫배의 네 귀퉁이를 이어 그린 것처럼 자리하고 있다. 대변은 보통 이 네 귀퉁이(갈비뼈 아래, 좌우 엉덩뼈 부근)에서 정체되기 쉽다.

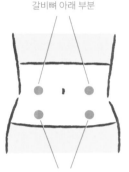

갈비뼈 아래 부분

갈비뼈 아래 양쪽 귀퉁이

골반 엉덩뼈 부근 오목한 곳

좌우 골반 엉덩뼈 부근 오목한 곳

대장 주무르기

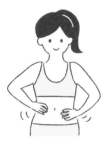

대변이 쌓이기 쉬운 대장의 네 귀퉁이를 자극하기 위해 양쪽 옆구리와 아랫배를 손으로 꽉 쥐고 주무른다. 위아래 번갈아 가며 한다.

장에 효과적인 혈 자리 누르기

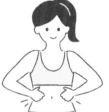

배꼽 양쪽 옆으로 손가락 세 마디 정도 떨어진 곳에 있는 혈이 '천추'고, 천추에서 손가락 세 마디 정도 아래에 있는 혈이 '대거'다. 이곳을 주먹으로 밀어 넣듯이 꾹 누른다.

매일 정해진 시각이 아니더라도 배변 신호가 와서 힘들게 힘을 주거나 화장실에 오래 머무르지 않고 배변을 마칠 수 있다면 아무 문제없어요. 2~3일에 한 번일지라도 변을 보는 게 괴롭지 않고 복부 팽만감이 없다면 그 주기가 나의 배변 리듬입니다. 이러한 자신의 배변 리듬을 아는 것이 중요합니다.

Nº
14

천천히 이를 닦는다

자율신경 안정 불안 해소 짜증 해소

실수 방지

Point

- 늦잠으로 허둥지둥할 때는 천천히 이를 닦으며 어수선한 마음을 가라앉힌다.

- 머릿속이 하얘졌을 때 느긋하게 대처하면 최고의 선택을 이끌어 낼 수 있다.

- 아침의 여유로운 행동이 오늘 하루 전체에 큰 영향을 미친다.

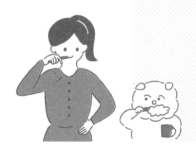

자율신경 안정 　부상 방지　 피로 예방

아침에는 무리하게 운동하지 않아도 된다

Point

○ 아침 달리기는 기분을 좋아지게 할지 몰라도, 아직 덜 깨어난 상태의 몸은 비명을 지르고 있다.

○ 아침은 하루 중 머리가 가장 맑은 시간대다. 그러니 몸이 아닌 머리를 쓰자.

○ 아침에는 교감신경이 매우 활성화되어 있어 무리하게 운동하면 쉽게 다치고 금방 지친다(이미 아침 운동 습관이 있는 사람 제외).

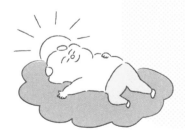

오늘 하루의 시작을 좌우하는 26가지 생활습관

루틴을 만들어 쓸데없는 생각을 없앤다

자율신경 안정　　결단력 향상　　스트레스 해소

업무 효율화

Point

○ 매일 같은 행동을 반복하면 불필요한 혼란이 사라지고 마음이 흐트러지지 않아 판단력과 결단력이 높아진다.

○ 스트레스를 받는 일이 생겨도 동요하지 않고 마음을 차분하게 다스릴 수 있다.

○ 생활을 루틴화하면 회사 일, 집안일, 공부 등을 효율적으로 할 수 있다.

몸과 마음을 가다듬는 아침 루틴의 예

(잠자리에 누운 채 스트레칭하기)

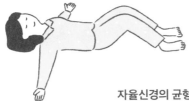

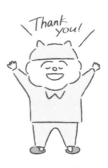

(감사하기)

**자율신경의 균형을 잡으려면
일상에 루틴을 만들자**

매일 같은 행동을 반복하면 다음에 할 일이 정해져 있으므로 '이제 뭘 하면 되지?' '이건 할까 말까?' 하고 갈팡질팡 헤매지 않게 돼요. 나아가 안도감과 자신감도 생기지요. 반면, 늦잠이나 밤샘을 일삼으며 불규칙한 생활을 이어가면 생체 시계가 어긋나 자율신경의 리듬이 깨집니다. 생체 시계가 크게 어긋나면 피로감, 불면증, 두통, 짜증을 비롯한 불쾌한 증상이 발생하게 되지요.

(햇빛 쐬기)

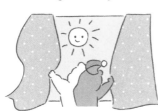

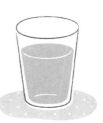

(물 한 잔 마시기)

N°
17

30분 여유를 두고 움직인다

자율신경 안정　실수 방지　불안 해소

집중력 향상

Point

o 평소보다 30분 일찍 일어나면 자율신경의 전환이 원활해져 장 기능에도 이로운 영향을 미친다.

o 마음에 여유가 생겨 순조롭게 하루를 시작할 수 있다.

o 시간이 없다고 서두르면 자율신경의 균형이 깨지고 그 상태가 오후까지 이어져 일의 능률도 오르지 않는다.

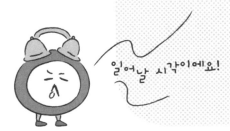

일어날 시각이에요!

자율신경 안정 　 혈액 순환 개선

비 오는 날에는 평소보다 일찍 일어난다

Point

○ 비 오는 날에는 자율신경의 활동력이 떨어져 부교감신경이 우세해지기 쉽다. 그래서 낮에도 나른하고 의욕이 잘 생기지 않는다.

○ 아침 밥상을 제대로 차려 먹거나 청소를 하는 등, 맑은 날보다 더 활발하게 움직이면 자율신경의 스위치가 켜져 혈액 순환도 원활해진다.

○ 부교감신경은 나이를 먹을수록 잘 활성화되지 않는다. 의식적으로 부교감신경의 기능을 끌어올리자.

NO
19

짜증 방지   스트레스 방지   시간 단축

가방은 조금 작은 것으로 고른다

Point

- 짐이 적고 가벼우면 출퇴근 스트레스가 줄어든다.

- 물건 찾는 데 쓰는 헛된 시간을 아끼면 마음에 여유가 생긴다.

- 가방 고르는 기준을 점검한다. 조금 작은 것을 고르는 게 포인트.

- 꼭 가지고 다녀야 하는 물건인지 다시 확인해본다.

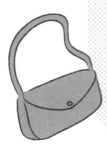

초조함 해소　건망증 해소　불안 해소

외출 전 테이블 위, 가방과 주머니 속을 확인한다

Point

- 반드시 기억해야 할 일은 메모해서 현관에 붙여두면 편리하다.

- 휴대폰, 열쇠, 명함, 지갑, 시계를 챙겨야 한다면 한 글자씩 따서 '폰열명지시'라고 메모하자. 간단히 체크하기 쉽다. 가스 밸브 잠그기, 전깃불 끄기, 문단속 등을 잊지 않으려면 '가불문'도 추천한다.

- 메모를 보며 숨을 한번 크게 쉬면 마음이 차분해진다.

NO **21**

나에게 다정히 오늘의 안부를 묻는다

질병 예방   자율신경 안정   감정 조절

Point

○ 아침은 자신의 상태를 살펴볼 매우 소중한 시간이다. 일어나면 우선 '오늘 컨디션은 어때?' 하고 자신에게 물어보자.

○ 눈을 감고 5분 동안 타인의 방해를 받지 않는 공간에서 자신과 대화를 나눈다.

○ 또 한 명의 내가 나에게 말을 건네는 모습을 상상해보자. 가장 중시해야 할 점은 자신에게 건네는 말투다.

나에게 말을 걸자

내 몸이 하는 말에 귀 기울이지 않는 사람은
적절한 때를 놓치기 십상이다. 평소 자신의
컨디션을 꼼꼼히 확인하는 습관을 들이자.

소리 내어
말하지 않아도
괜찮아요!

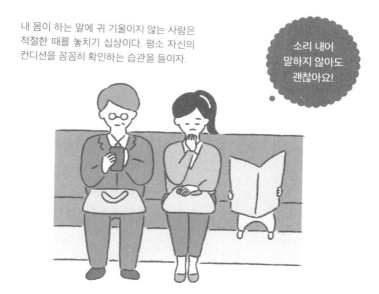

하루의 시작이 달라지는 아침의 '미타임ME TIME'

아침에 일어나면 자신에게 7가지 질문을 건네보세요.
'잠에서 깰 때 평소에 비해 어땠어? 잠은 잘 잤어? 속은 더부룩하지 않아? 거울에 비친
얼굴은 부기 없이 말끔해 보여? 소변은 잘 나오고 색도 괜찮았어? 목소리에 기운은 있
어? 아프거나 가려운 곳은 없고?'
이렇게 확인하는 데는 5분도 채 걸리지 않습니다. 5분 일찍 일어나서 몸 상태 확인하
는 시간을 가지면 하루의 시작이 크게 달라집니다. 수동적으로 떠밀리듯 살던 일상을
자기 주도적인 하루로 바꿔보세요.

N°
22

자율신경 안정   스트레스 방지   짜증 방지

감정 조절

만원 전철이나 버스는 한 대쯤 그냥 보내준다

Point

○ 헐레벌떡 전철이나 버스에 뛰어 들거나 낯선 사람과 몸이 닿으면 불안과 짜증으로 교감신경이 활성화되어 불쾌한 상황을 마주했 을 때 냉정하게 대응하지 못한다.

○ 교감신경이 지나치게 우세하지 않아야 업무 효율을 높일 수 있다.

○ 만원 전철이나 버스 한 대를 지나 가게 두는 여유로움이 하루의 기 분을 좌우한다.

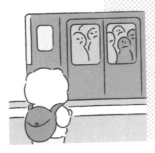

| 자율신경 안정 | 스트레스 방지 |

"먼저 하세요," 하며 자리나 순서를 양보한다

Point

- "먼저 하세요"라고 미소 띤 얼굴로 말하면 부교감신경이 활성화된다.

- 마음에 여유가 생긴다.

- 긴장, 부담, 스트레스에서 해방된다.

- 기분 좋게 하루를 시작할 수 있다.

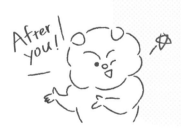

After you!

업무 효율화   집중력 향상   자율신경 안정

아침에는 휴대폰을 확인하지 않는다

Point

○ 내 업무에 집중할 수 있다.

○ 시간을 정해놓고 나중에 한꺼번에 확인하면 스스로를 재촉하며 몰아세울 일도 없다.

○ 자꾸 신경 쓰인다면 내용을 가볍게 훑고 나서 바로 답신해야 하는 건만 단시간에 처리한다.

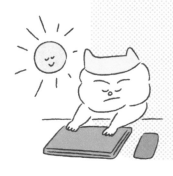

자율신경 안정   장내 환경 개선

아침밥을 차릴 시간이 없다면 편의점을 이용한다

Point

○ 집에서 아침을 챙겨 먹기 힘들다
면 편의점을 이용한다.

○ 아침을 거르면 자율신경의 균형
이 깨져 하루 종일 컨디션이 좋지
않다.

○ 바나나, 요구르트, 삶은 달걀처럼
간편하게 영양을 보충할 수 있는
식품을 고른다.

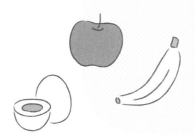

오늘 하루의 시작을 좌우하는 26가지 생활습관

수첩에 펜으로
하루 일정을 적는다

자율신경 안정 　 불안 해소 　 컨디션 관리 　 감정 조절

Point

○ 아무리 바빠도 손으로 글씨를 쓰면 호흡
이 안정되고 몸과 마음이 차분해진다.

○ 자신을 돌아보고 앞날을 내다보는 여유가
생긴다.

○ 하루 24시간을 적절히 나눠서 사용할 수
있게 된다.

하루에 몇 분만 시간을 내자

나만의 방식으로 남기고 싶은 것을 쓰자

업무 관련이든 개인적인 일이든 앞으로의 일정만
적어야 한다는 규칙은 없다. 그날 먹은 음식이나
만난 사람의 이름만 남겨도 괜찮다.

어떤 수첩이든
내 마음에 드는 게
중요해요!

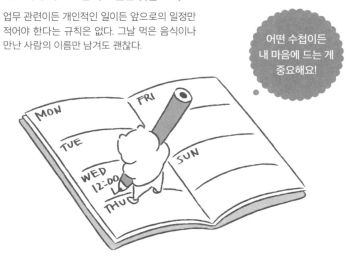

바쁠수록 글씨는 천천히 정성 들여 쓴다

요즘은 휴대폰을 중심으로 생활하기 때문에 스케줄용 수첩을 사용한 지 오래된 사람
이 많을 거예요. 하지만, 손으로 글씨를 쓰는 과정은 자신과 마주하는 소중한 시간입
니다. 아무리 바쁠 때라도 종이에 펜을 대는 순간, 호흡이 안정되고 몸과 마음이 차분
해지면서 자율신경이 균형을 이룹니다. 자율신경의 균형을 바로잡는 데 꼭 필요한 것
이 바로 이러한 여유랍니다. 글씨를 쓰면서 차분하게 자신을 돌아보면 앞날을 내다보
는 여유가 생길 거예요. 휴대폰이나 태블릿 컴퓨터로 스케줄을 관리하는 것도 물론 편
리하지만, 수첩에 펜으로 직접 글씨를 쓸 때 얻을 수 있는 효과와 효능은 이루 다 말할
수 없어요.

오늘 하루의
업무 스트레스를
날려버리는
32가지 생활습관

우리가 직장에서 보내는 시간은
하루의 3분의 1 이상을 차지해요.
잠자는 시간을 제외하면 깨어 있는 시간의
무려 절반 이상을 업무를 하며 보내는 셈이지요.

업무에서 비롯되는 스트레스는 어마어마하긴 해요.
그렇다고 내 맘대로 일을 그만둘 수도 없으니
이왕이면 일터에서도
내 몸과 마음이 편안한 상태로 지내는 게 좋겠지요?

거대한 업무 스트레스로부터 나를 구원해줄
32가지 습관을 소개합니다.

PART 2

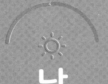

낮

9:00 ~ 18:00

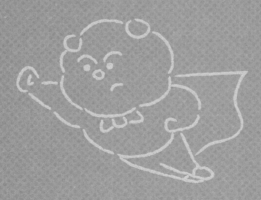

낮

오늘 하루의 업무 스트레스를 날려버리는 32가지 생활습관

NO 27 엘리베이터보다 계단을 이용한다

혈액 순환 개선 어깨 결림·요통 해소 변비 해소

다이어트

Point

- 계단을 오르내리기만 해도 혈액 순환이 개선된다.

- 간단한 운동은 어깨 결림, 부종을 해소하고 신진대사의 촉진을 돕는다.

- 오랜 시간 앉아서 일하면 혈액 순환이 잘 되지 않아 자율신경의 균형이 무너진다.

- 운동 부족으로 하체가 약해지면 항문 조임근도 약해져 변비가 생긴다.

계단은 운동할 절호의 기회

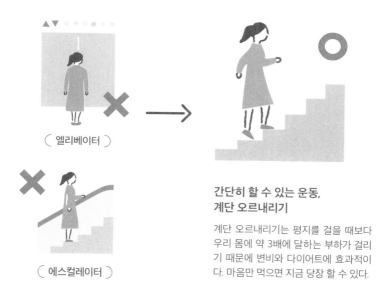

(엘리베이터)

(에스컬레이터)

간단히 할 수 있는 운동, 계단 오르내리기

계단 오르내리기는 평지를 걸을 때보다 우리 몸에 약 3배에 달하는 부하가 걸리기 때문에 변비와 다이어트에 효과적이다. 마음만 먹으면 지금 당장 할 수 있다.

엘리베이터와 에스컬레이터만 이용하지 않아도 운동이 된다

건강을 유지하려면 적당한 운동은 필수지요. 애써 시간을 내지 않아도 눈앞에 계단이 있다면 운동할 수 있는 절호의 기회를 만난 셈입니다. '전철이나 버스에서는 의자에 앉지 않기' '에스컬레이터가 아닌 계단으로 다니기'와 같은 것만 실천해도 충분합니다. 하루 운동량이 5,000보인 사람이라면 매일 이 두 가지만 지켜도 7,000보 정도까지 올라갈 거예요.

사소한 차이처럼 보여도 매일 쌓이면 의외로 큰 자산이 된답니다. 즉, 습관을 바꿔 꾸준히 계단을 이용하기만 해도 대체로 2주, 늦어도 한 달 뒤에는 겉모습뿐 아니라 건강 면에서도 큰 차이를 실감하게 될 거예요!

오늘 하루의 업무 스트레스를 날려버리는 32가지 생활습관

머리를 써야 하는 일은 오전에 처리한다

집중력 향상 · 뇌 활성화 · 업무 효율화

Point

o 뇌가 가장 활성화되는 시간대는 오전이 다. 깊이 생각해야 하거나 참신한 아이디 어가 필요한 작업은 오전에 하면 집중이 잘된다.

o 교감신경이 힘을 잃기 시작하는 오후에는 깊이 생각하지 않고 할 수 있는 기계적인 작업을 하면 좋다.

o 할 일이 너무 많을 때는 생각나는 대로 메 모한 다음, 중요도에 따라 우선순위를 매 기기만 해도 머릿속이 정리된다.

자율신경의 리듬에 맞추자

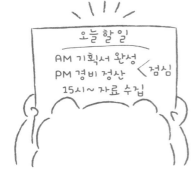

메모하면 정리된다

우선 해야 할 일을 생각나는 대로 적는다. 그러고 나서 무엇을 먼저 하면 좋을지 우선순위를 정하면 매 끄럽게 진행된다.

머리를 써야 하는 일   **기계적인 작업**

시간 배분
'머리를 써야 하는 일'은 오전 8~11시에, '기계적 인 작업'은 오후 3~6시에 처리하자. 오전에 좀 처럼 두뇌에 시동이 걸리지 않는다면 교감신경 이 제대로 작동하지 않는다는 증거다.

자율신경의 리듬에 따라 작업하면 업무 효율이 오른다

자율신경의 본연의 리듬에 가급적 거스르지 않고 잘 맞추는 것이 하루를 보다 쾌적하 게 보낼 수 있는 요령이에요. 이 자율신경의 리듬에 따라 일을 나눠서 처리해보세요. 오전은 교감신경이 우세해지기 시작하는 동시에 부교감신경도 아직 적당한 힘을 보유 하고 있는 시간대라 일하기에 가장 좋습니다. 이때는 집중력도 예리하게 날이 서 있거 든요. 따라서 중요한 업무나 머리를 써야 하는 일은 오전 중에 해치우세요. 반대로 점 심 식사 후 2시간 정도는 소화 활동에 에너지를 빼앗기는 시간대이므로 다소 멍한 상 태에서도 할 수 있는 단순 작업에 할애하면 좋아요.

낮

오늘 하루의 업무 스트레스를 날려버리는 32가지 생활습관

NO 29 하늘을 올려다본다

혈액 순환 개선　　기분 전환　　목·어깨 걸림 해소

스트레스 해소

Point

- 어깨에서 힘을 빼고 가슴을 편 채로 하늘을 올려다보면 기분이 맑아진다.

- 거북목을 개선하는 데도 효과적이다.

- 극도로 지쳤을 때 하늘을 올려다보며 '뭐 어때, 괜찮아' 생각하면 마음이 후련해진다.

- 스트레스가 저절로 풀린다.

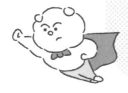

의식적으로 하늘을 바라보자

척추를 곧추세우고 고개를 든다

척추를 천천히 세우고 어깨에서 힘을 빼면
흐트러졌던 자율신경이 바로 균형을 되찾는다.

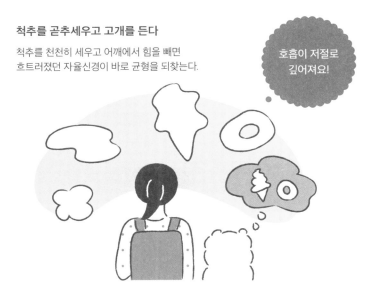

호흡이 저절로
깊어져요!

하늘을 올려다보며 한숨 돌린다

몹시 지쳤을 때나 주눅 들 때, 기분 상하는 일을 겪을 때면 얼굴에서 미소가 사라집니다. 등이 굽고 고개가 아래로 떨궈지며 몸이 움츠러들지요. 스트레스를 받으면 몸이 전투태세를 갖추게 되어 둥글게 말리는데 이때, 기도가 눌리면서 호흡이 얕아지게 됩니다. 스마트폰을 만지작거리며 장시간 고개를 숙인 채 거북목 자세로 있어도 호흡이 얕아지고요.

그런데 하늘을 올려다보면 모든 게 달라집니다. 이마가 하늘과 마주하고 시선도 위를 향하면서 기도가 열리기 때문입니다. '하늘이 새파랗구나' '노을이 참 예쁘다' 하고 정취를 느껴보세요. '뭐 어때, 괜찮아' 하고 한숨 돌리고 나면 서서히 근심이 걷히고 긴장도 풀릴 거예요.

N° **30**

점심 메뉴는 좋아하는 음식으로 먹는다

스트레스 해소   장내 환경 개선   자율신경 안정

다이어트

Point

○ 몸 관리의 기본은 맛있는 음식을 즐기며 먹는 것이다.

○ 먹고 싶은 음식을 억지로 참고, 몸에 좋다는 이유로 싫어하는 음식을 먹으면 스트레스가 쌓인다. 그러면 장내 환경이 흐트러져 몸 깊은 곳에서 자연스레 우러나오는 기품이 떨어지고 몸과 마음도 제 기량을 펼치지 못한다.

○ 점심 식사법만 바꿔도 체형이 유지되거나 가장 적당한 몸무게로 바뀐다.

스트레스 없는 즐거운 식사

**먹고 싶은 음식을
참지 말자!**

**천천히 먹어야
득이 된다**

**맛을 음미하면서
즐겁게 먹는다**

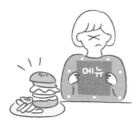

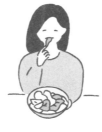

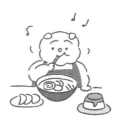

기름지거나 단 음식을 좋아한다면 억지로 참지 않아도 된다. 위장의 60~80%만 채우겠다는 마음으로 먹고 싶은 음식을 먹는 것이 가장 좋다.

천천히 꼭꼭 씹어 먹으면 자율신경의 균형이 매우 안정된다. 음식을 씹을수록 침이 분비되는데, 이 침에는 젊어지는 호르몬이라 불리는 '파로틴'이 들어 있기 때문이다.

맛을 즐기면서 먹으면 몸에서 저절로 균형 잡힌 식단을 원하게 된다. 음식에 같은 돈을 쓴다면 '양보다 질'을 중시해가며 먹자!

적정 체형을 유지하는 비결은 스트레스 없는 맛있는 식사

아침밥을 든든히 잘 챙겨 먹어 몸과 마음 모두 여유롭게 하루를 시작해서 집중력을 발휘해 업무에 몰두한 나머지, 무심코 점심을 거르는 사람도 있어요. 하지만 체형을 유지하고, 쉽게 지치지 않는 몸을 만들려면 점심밥은 꼭 먹어야 합니다.

무엇보다 가장 중요한 것은 식사 자체를 즐겨야 한다는 점입니다. 식사는 생명을 유지하는 데 필요한 영양소를 섭취해 에너지를 낼 수 있게 도울 뿐 아니라 일, 인생, 인간관계를 더욱 풍요롭게 하고 우정과 사랑에 충실할 수 있도록 의욕을 불어넣어 줍니다. 좋아하는 음식을 즐기면서 먹다 보면 몸이 원하는 양을 알게 되어 자연히 살이 잘 찌지 않는 체질로 변합니다.

낮

오늘 하루의 업무 스트레스를 날려버리는 32가지 생활습관

NO
31

식사 전
물을 반 잔 마신다

졸음 방지   자율신경 안정   장내 환경 개선

피로 예방   업무 효율화   집중력 향상

Point

○ 부교감신경을 조절해 식후에 밀려드는 졸음과 피로를 막는다.

○ 물을 마시면 장이 반사적으로 반응해 움직이기 시작하기 때문에 미리 장의 활동을 활성화할 수 있다.

○ '식사 중 교감신경의 급상승'과 '식사 후 부교감신경의 급상승'을 막아주어 식곤증이 사라진다.

자율신경의 급격한 전환을 막자

비법은
'식전 장운동 활성화'와 '천천히 먹기'

식사 전에 물을 마셔서 미리 장을 활성화하는 것만큼이나 천천히 먹는 것도 중요하다. 이 두 가지를 지키면 식사 중에 부교감신경이 천천히 상승한다. 자율신경의 급격한 전환을 막으면 식후에도 졸리지 않다.

밥 먹기 전에
물을 마시면
식후에
안 졸려요!

교감신경과 부교감신경의 전환을 완만하게

식사 중에는 몸을 움직이므로 교감신경이 활성화됩니다. 반면, 식사 후 졸음이 쏟아지는 이유는 소화기관을 작동시키기 위해 부교감신경이 단숨에 우위를 차지하기 때문입니다. 따라서 이러한 자율신경의 급전환을 막으면 배불리 먹어도 졸리지 않습니다.

이를 위해 식사 전에 물을 반 컵 정도 마셔보세요. 물을 마시면 위·결장반사 작용으로 장이 움직이기 시작하기 때문에 식사 전부터 부교감신경이 활성화됩니다. 이렇게 되면 식사 중에 교감신경이 급격히 상승하지 않고 식사 중간쯤부터 부교감신경이 완만하게 상승합니다. 오후에 중요한 회의가 잡힌 날에는 이 방법을 꼭 써보세요.

위의 60~80% 양만 꼭꼭 씹어 먹는다

자율신경 안정　　장내 환경 개선　　졸음 방지

피로 예방　　집중력 향상　　업무 효율화

Point

o 자율신경의 급격한 전환을 막아 식후에 바로 활기차게 일할 수 있다.

o 허겁지겁 급하게 먹으면 식후에 피로와 나른함이 덮쳐온다.

o 위의 60%를 채우는 양이라도 천천히 꼭꼭 씹어 먹으면 포만감이 생겨 에너지가 부족하다는 느낌이 들지 않는다.

o 생채소→단백질→탄수화물 순으로 먹는 것이 가장 좋다.

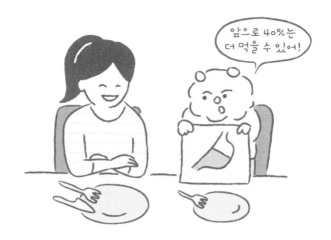

> 위를 60~80%만 채우면 오후 업무도 착착!

> 앞으로 40%는 더 먹을 수 있어!

익숙해지기 전까지는 위의 80% 채우기부터 도전해 보자. 천천히 꼭꼭 씹어 먹으면 부족하다는 느낌은 들지 않을 것이다.

오후 집중력을 유지하려면 점심은 천천히 적당량만

위가 가득 찰 때까지 먹으면 소화와 흡수를 담당하는 장기로 많은 양의 혈액이 몰려 뇌로 갈 혈액이 부족해집니다. 그 결과, 머리가 멍해져 업무에 집중하기 힘든 상태에 빠지게 되지요. 그러니 우선은 먹는 양을 줄여 뇌의 혈류 부족을 막아야 합니다.
얼마나 잘 먹었느냐는 섭취량이 아니라 장의 컨디션에 따라 결정됩니다. 천천히 먹어야 장이 즐겁게 일할 수 있어요. 위의 60%만 채울 정도로 식사량을 줄여도 오후의 업무 능률을 높이고 몸과 마음의 컨디션을 회복하는 데 필요한 영양소와 에너지는 충분합니다. 부족하게 먹었을까 봐 걱정할 필요는 전혀 없어요. 오후에 빠른 두뇌 회전이 필요하다면 점심에 빨리 먹기와 과식을 피하는 게 상책입니다.

오늘 하루의 업무 스트레스를 날려버리는 32가지 생활습관

NO
33

식사에 착실히
집중한다

자율신경 안정 　　마음챙김 　　장내 환경 개선

스트레스 해소

Point

o 먹는 데만 집중해도 자율신경 안정 효과
  가 있다.

o '마음챙김'이란 지금 여기 있는 현실에만
  집중하는 것을 말한다. 마음챙김으로 과
  거에 대한 후회와 미래에 대한 불안을 날
  려버리자.

o 신기할 정도로 몸이 가벼워지고 마음이
  평온해지며 머리도 맑아진다.

식사 자체에 집중하며 맛을 음미하자

일에 몰두하느라 점심을 거른 채로 밤까지 내달리는 사람은 잠시 주목하자! 오후 업무의 효율을 높이기 위해서라도 점심은 반드시 먹어야 한다.

⭕ (천천히 음미하며 먹기)

❌ (점심 거르기)

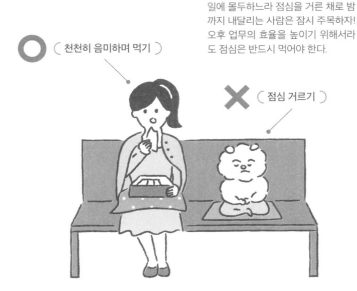

일 생각은 잠시 접어두고 오로지 먹는 데 집중하자

점심을 먹다가도 '이런, 아침에 그걸 깜빡 했네'라든가 '오후에도 할 일이 산더미구나'와 같은 온갖 잡념이 떠올랐던 적은 없나요? 다른 일을 생각하면서 식사를 하면 위산 분비뿐 아니라 장의 연동 운동도 약해져 소화가 잘되지 않습니다. 그러면 모처럼 먹은 음식도 몸과 마음의 에너지로 바뀌지 않아요.

반대로, 먹는 데만 집중하면 자율신경이 안정됩니다. 음식의 빛깔부터 냄새, 맛, 식감까지 하나하나 집중해가며 음미해보세요. 어느새 잡념이 말끔히 걷히고 마음속은 식사하는 즐거움으로 가득 찰 거예요.

몸에 좋은 음식보다 맛있는 음식을 고른다

자율신경 안정 │ 장내 환경 개선 │ 신진대사 개선

다이어트

Point

- 몸에 이로운지 철저하게 따져 먹는다고 장이 깨끗해지지는 않는다.

- 장은 '제2의 뇌'로 불린다. 먹고 싶은 욕구를 참으면 장내 환경이 악화된다.

- 폭음, 폭식은 금물! 그러나 자연스레 찾게 되는 음식이나 내가 맛있다고 느끼는 음식을 골라 먹으면 혈액 순환이 개선되고 신진대사도 원활해진다. 몸무게 증가도 막을 수 있다.

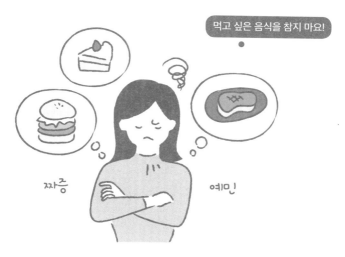

나에게 관대해지자

먹고 싶은 음식을 참지 마요!

짜증

예민

규제가 심해지면 자율신경의 균형이 무너진다.

지나치게 엄격한 식습관이나 생활 방식은 건강의 적!

'먹고 싶어도 참아야 해' '몸에 이롭다고 하니 싫어도 먹어야지'와 같은 생각은 컨디션을 무너뜨리고 스트레스의 원인이 됩니다. 밥을 먹을 때는 좋아하는 음식을 맛있게 즐기면서 먹는 것이 가장 중요하기 때문이죠. 설령 건강에 이롭다고 알려진 음식이라도 먹는 당사자가 맛있다고 느끼지 못하면 먹는 일이 스트레스로 다가옵니다. 그러면 결국 장내 환경이 악화되고 자율신경의 균형도 흔들립니다.

장내 환경이 악화되면 조금만 긴장해도 배가 아픕니다. 일이나 인간관계로 스트레스를 받으면 변비가 생기거나 배탈이 나기도 하지요. 장이 기분의 변화에 민감하게 반응하는 '과민 대장 증후군'에 걸리기 쉬워져요.

메뉴가 고민될 때는 한식을 고른다

자율신경 안정   장내 환경 개선   변비 해소

신진대사 개선   피부 개선   모발 건강   다이어트

Point

○ 한식에는 식이섬유가 풍부하다. 변비 해소는 물론이며 신진대사를 촉진해 다이어트나 피부 및 모발 건강에도 효과적이다.

○ 몸속 건강 관리 차원에서 봤을 때 한식은 장내 환경을 정비하기에 매우 적합하다.

○ 한식에는 유익균이 좋아하는 식이섬유가 풍부한 식재료와 발효 식품이 많이 들어간다.

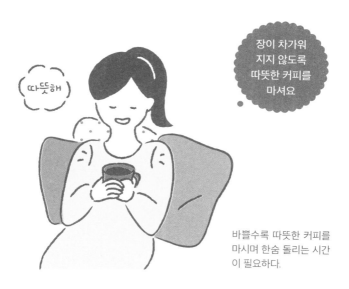

하루 2~4잔의 따뜻한 커피

따뜻해

장이 차가워
지지 않도록
따뜻한 커피를
마셔요

바쁠수록 따뜻한 커피를
마시며 한숨 돌리는 시간
이 필요하다.

다양한 커피의 효능

몸과 마음의 피로를 풀어주는 한 잔의 커피. 커피에 들어 있는 카페인은 교감신경을 활성화하고 잠을 깨워 정신을 또렷하게 만들어줍니다. 그뿐 아니라 말초 혈관을 확장시켜 혈액 순환을 촉진하고 대장의 연동 운동을 일으켜 변비 해소와 장내 환경을 개선하는 데도 효과가 있지요.

특히 주목할 만한 효과는 커피가 장의 내벽에서 만들어지는 세로토닌, 도파민과 같은 행복 물질의 분비량을 늘린다는 점입니다. 이는 하버드 대학교의 연구로 증명된 사실로, 같은 대학의 또 다른 조사에 따르면 커피를 즐겨 마시는 사람 중에는 우울증 환자가 적고 하루에 2~4잔씩 마시면 자살 위험이 반감된다는 보고도 있습니다.

낮

오늘 하루의 업무 스트레스를 날려버리는 32가지 생활습관

NO
41

혈액 순환 개선   집중력 향상   기분 전환

잇몸병 예방

껌을 씹어 스트레스를 해소한다

Point

- 두뇌 활동이 활발해져 집중력이 향상된다.

- 긴장과 초조함이 가시지 않을 때 껌을 씹으면 평정심을 되찾을 수 있다.

- 껌을 씹으면 뇌의 알파파가 증가해 몸과 마음이 안정된다.

- 나이가 들면서 생기는 잇몸병을 예방할 수 있다.

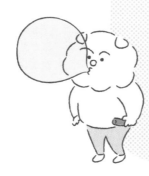

혈액 순환 개선 짜증 해소 피로 회복

간식은 약간의 초콜릿이면 충분하다

Point

- 일하다 지쳤을 때 초콜릿을 먹으면 머리가 맑아진다.

- 초콜릿의 주원료인 카카오는 혈액 순환을 촉진하는 데 효과적이다.

- 초콜릿에 들어 있는 테오브로민의 진정 작용으로 부교감신경이 활성화된다. 짜증을 가라앉히고 뇌의 피로를 푸는 데도 도움이 된다.

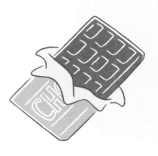

낮

오늘 하루의 업무 스트레스를 날려버리는 32가지 생활습관

천천히 말하면
자율신경이 안정된다

자율신경 안정 감정 조절 노화 방지

Point

o 마음에 여유가 생겨 감정을 조절할 수 있다.

o 화가 났어도 의식적으로 천천히 말하면
마음이 차분해진다.

o 친구나 가족을 대할 때든 직장에서 일을
할 때든, 모든 상황에서 천천히 말하기를
실천하면 인간관계가 원만해지고 일이 순
조롭게 풀린다.

'천천히'를 마음에 새기자

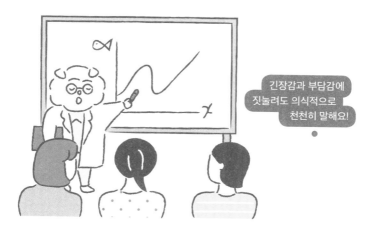

긴장감과 부담감에 짓눌려도 의식적으로 천천히 말해요!

'천천히'의 효과는 매우 크다. 천천히 말하면 긴장, 불안, 분노, 스트레스와 같은 감정을 덜어낼 수 있다.

초조함과 스트레스에서 벗어나는 간단한 방법

대기업 총수나 명의라 불리는 인물 중에 말이 빠른 사람은 거의 없습니다. 그들은 모두 천천히 차근차근 말합니다. 빠른 말투는 주변 사람을 초조하게 만들어 실수를 부추긴다는 사실을 잘 알기 때문입니다. 특히 생명을 다루는 의료 및 수술 현장에서는 부주의로 인한 실수를 용납하지 않지요. 아무리 화가 나고, 속사포처럼 말을 쏟아 내고 싶은 상황일지라도 꾹 참고 의식적으로 천천히 말합니다. 그러면 자기 자신은 물론, 그 자리에 있는 모든 사람의 자율신경이 안정되어 침착함을 되찾을 수 있어요. 또한, 느긋한 말투에는 모든 일을 순조롭게 굴러가게 만드는 힘이 있답니다.

낮

오늘 하루의 업무 스트레스를 날려버리는 32가지 생활습관

"어떻게든 되겠지"를 입버릇 삼는다

자율신경 안정　　스트레스 해소　　우울증 방지

Point

- 팽팽하던 긴장감과 스트레스가 탁 풀린다.

- 혼자 전전긍긍하기보다 스스로에게 마음 속으로 말을 건네면 좋다.

- 풍요로운 인생을 바란다면 악착같이 열심 히 사는 것보다 마음 편히 사는 것을 중시 하는 편이 훨씬 낫다.

입버릇 하나로 마음이 편안해진다

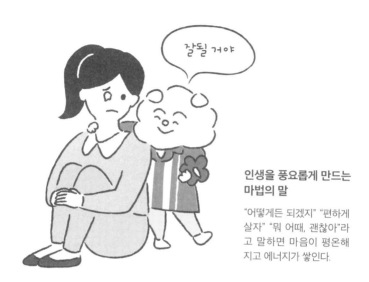

잘될 거야

인생을 풍요롭게 만드는 마법의 말

"어떻게든 되겠지" "편하게 살자" "뭐 어때, 괜찮아"라고 말하면 마음이 평온해지고 에너지가 쌓인다.

원망이나 질투 섞인 말은 에너지를 떨어뜨린다

우리의 마음은 '내 의도는 그게 아니었는데…' '왜 자꾸 그 인간만!' 하는 식으로 온갖 후회와 원망과 질투에 사로잡히기 쉽습니다. 이러한 감정을 입 밖으로 쏟아내면 지금까지는 안개처럼 어렴풋하게 퍼져 있던 불만이 구체적인 형태를 띠고 몸 한구석에 자리를 잡습니다. 그래서 불평을 늘어놓고 나면 마음은 다소 후련할지 몰라도 실제로는 에너지가 더 떨어지고 말지요.

그러니 예기치 못한 일이 벌어지거나 힘든 상황이 닥치더라도 불평을 늘어놓기보다 '어쩔 수 없지. 어떻게든 될 거야'라는 식으로 마음을 편히 먹고 긍정적인 말을 떠올리는 것이 중요합니다.

혼잣말로
감정을 조절한다

스트레스 해소   감정 조절

Point

- 혼잣말을 하면 스트레스가 적당히 풀려 감정을 조절할 수 있다.

- 또 하나의 내가 나에게 말을 건네는 모습을 떠올리며 해본다.

- 꾸준히 자기 자신과 대화를 나누면 1분 1초를 소중하게 여기며 앞을 향해 나아갈 수 있다.

스스로에게 말을 건네자

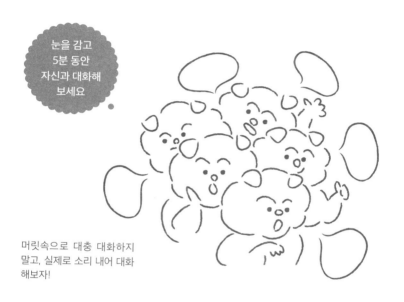

눈을 감고
5분 동안
자신과 대화해
보세요

머릿속으로 대충 대화하지
말고, 실제로 소리 내어 대화
해보자!

'사실'만을 언급해 스트레스를 가볍게 흘려보내자

말은 그 말을 듣는 상대뿐 아니라, 그 말을 한 자신에게도 감정을 남깁니다. 즉 어떤 말을 입 밖으로 낸 순간, 상대뿐 아니라 자신도 스스로가 한 말에 영향을 받습니다. 예를 들어 만원 전철에서 발을 밟혔을 때 "눈 좀 뜨고 다녀요!"라고 말하는 경우와 "아, 좀 아프네"라고 말하는 경우, 각 발언이 자신에게 미치는 영향은 사뭇 달라져요.

전자는 분노를 드러냄으로써 짜증이 더욱 폭발합니다. 한편, 후자는 아프다는 사실만을 언급한 혼잣말에 가깝지요. 이렇게 혼잣말로 중얼거리며 스트레스를 대수롭지 않게 넘기는 자세가 매우 중요합니다.

101

N⁰ 46

"고맙습니다"를 말로 분명히 표현한다

자율신경 안정   불안 해소   감정 조절

인간관계 개선

Point

- 의식적으로 "고마워" "미안해"라고 말하면 자율신경이 안정된다.

- 이런 말로 대화의 물꼬를 트면 다음에 이 어지는 말도 자연히 부드러워진다.

- 상대가 마음을 열고 흔쾌히 이야기를 들 어주므로 인간관계가 원만해진다.

진심을 담아 "고마워"라고 말하자

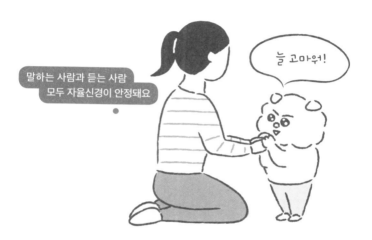

늘 고마워!

말하는 사람과 듣는 사람
모두 자율신경이 안정돼요

도움을 받았을 때 감사의 말을 전하는 것은 물론이고,
평소 자신을 지지하고 응원해주는 사람에게도 "고마워"
라고 말하는 것을 소홀히 말자.

미소 띤 얼굴로 "고맙습니다"라고 말하면 주위 사람의 마음이 안정된다

평소에 편의점 직원이나 배달원에게 무언가를 건네받으면 반드시 "고맙습니다"라고
소리 내어 말하나요? 고객인 내가 서비스를 제공받는 것은 당연하다는 생각에 아무 말
없이 돌아서지는 않나요? 주위 사람들, 지인이나 친구뿐 아니라 어쩌다 우연히 만난
사람에게도 감사 인사를 건넬 수 있는지 아닌지로 지금 나의 상태를 알 수 있습니다.
"고맙습니다"라고 말하면 자신뿐 아니라 주위 사람들도 마음이 안정됩니다. 나이를 먹
을수록 완고해지는 사람도 있어요. 이런 사람은 분노와 질투하는 감정을 태도로 드러
내고 감사와 배려하는 마음은 표현하지 못하는 상태라 할 수 있겠죠.

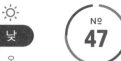

오늘 하루의 업무 스트레스를 날려버리는 32가지 생활습관

NO
47

스트레스 해소   인간관계 개선

"알겠습니다"라는 편리한 말로 상황을 헤쳐 나간다

Point

o 내 마음속의 망설임을 떨쳐버릴 수 있다.

o 속으로는 썩 내키지 않더라도 상대에게는 흔쾌히 받아들인다는 인상을 줄 수 있다.

o 불분명하게 말하면 스트레스를 받는 것은 결국 나 자신이다.

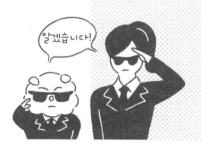

기분 전환　불안 해소　스트레스 해소

휴대폰으로
근사한 사진을 찍는다

Point

- 사진으로 남길 만한 무언가를 찾
  다 보면 인생이 풍요로워진다.

- 사진 찍는 행위 자체가 심리적인
  안정을 준다.

- 일상을 예쁘게 찍어 사진으로 남
  기면 마음이 씻은 듯 말끔해진다.

- 감각이 예민해져 평소에도 사물
  을 감각적으로 포착할 수 있다.

낮

오늘 하루의 업무 스트레스를 날려버리는 32가지 생활습관

№ 49

선웃음이라도 괜찮으니 최대한 미소 짓는다

기분 전환   스트레스 해소   면역력 향상

우울증 방지   인간관계 개선

Point

o 행복 호르몬인 세로토닌의 분비량이 많아 진다.

o 스트레스를 누그러뜨린다.

o 혈당과 혈압을 낮추고 약해진 면역력을 정상으로 되돌리는 효과도 있다.

o 인간관계가 원만해진다.

싱긋 웃는 습관을 들이자

눈물이 날 것 같을 때도 일단 싱 긋 입꼬리를 올려보세요. 이렇 게만 해도 부교감신경이 활성 화되어 마음이 정리됩니다.

집을 나서기 전에 거울을 보며 미소 짓기

처음에는 웃는 표정 짓기가 어려 울 수도 있지만, 입꼬리만 올려도 웃었을 때와 같은 효과를 기대할 수 있다. 어깨에서 힘을 빼고 가 벼운 마음으로 시도해보자.

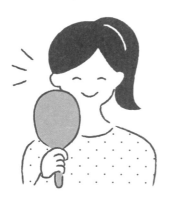

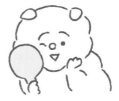

비록 가짜일지라도 미소는 자율신경과 면역력의 든든한 아군

괴롭거나 슬픈 일이 찾아오면 누구나 웃음을 잃게 마련이지요. 하지만 계속 우울 속에 빠져 있으면 몸도 마음도 너덜너덜해질 뿐이에요. 힘들 때일수록 웃어봅시다! 미소는 흐트러진 자율신경의 균형을 바로잡고 기운을 되찾게 도와줍니다. 반드시 진심을 담 아 웃을 필요는 없습니다. 만들어낸 가짜 미소만으로도 충분합니다.

입꼬리를 올리면 얼굴 근육의 긴장이 풀리고 혈액과 신경의 흐름이 원활해집니다. 미 소를 지으면 몸과 마음도 저절로 안정됩니다. 최근 한 연구에서는 미소가 면역력을 높 이는 데도 기여한다는 사실이 밝혀졌습니다. 몸과 마음의 건강을 지키기 위해서라도 의식적으로 자주 웃어보세요.

분노는 자율신경에 해롭다는 사실을 명심한다

노화 방지   스트레스 완화   혈액 순환 개선

호르몬 균형

Point

- 분노는 백해무익하다.

- 화를 내면 자율신경의 균형이 깨져 혈관이 점점 손상되므로 노화가 급격히 빠르게 진행된다.

- 주위 사람들에게 화내지 않고 스스로 어떻게든 해보려 하는 사이 스트레스는 사그라든다.

자율신경의 균형을 깨뜨리는 분노

(분노로 대혼란)   (침착하게 대처)

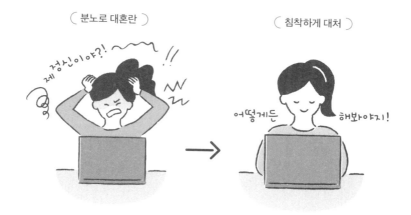

분노의 기운은 주위에도 쉽게 퍼진다. 스스로 분노의
원인을 해결해야겠다고 마음먹으면 화가 가라앉는다.

화를 낼수록 혈액은 끈적해진다

미소는 부교감신경을 활성화하고 자율신경의 균형을 잡아주는 우리 몸에 이로운 습관
입니다(P. 106 참고). 이와는 반대로 교감신경을 과도하게 높여 자율신경의 균형을 무
너뜨리는 몹시 나쁜 습관이 있습니다. 바로 '분노'입니다.
화를 내면 몸 안에서 어떤 일이 벌어질까요? 혈관이 수축하면서 피가 탁하고 끈적끈
적해집니다. 피가 탁해지면 말초 혈관까지 피가 잘 돌지 않게 되지요.
여기까지만 봐도 충분히 몸에 해로운데 이것이 전부가 아닙니다. 화를 내면 호르몬 조
절 기능에도 이상이 생기고, 심하면 뇌에도 손상을 일으킬 수 있습니다. 1:2 호흡법(P.
88 참고)이나 혼잣말(P. 100 참고) 등으로 감정을 조절해보세요.

내키지 않으면 거절하고, 싫으면 떠난다

자율신경 안정   스트레스 완화   짜증 방지

인간관계 개선

Point

- 싫은데 억지로 버티면 교감신경이 지나치게 활성화되어 혈관이 수축하고 심박수와 혈압도 상승한다.

- '망설여지면 거절한다'라고 정해두면 간단하다.

- 모두에게 사랑받는 것은 불가능하다. 누군가에게 미움받는 것 같다면 미련 없이 그 자리를 떠나자.

불쾌한 감정에 끌려다니지 말자

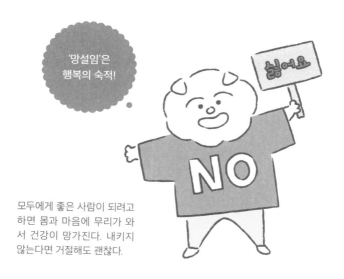

'망설임'은
행복의 숙적!

모두에게 좋은 사람이 되려고
하면 몸과 마음에 무리가 와
서 건강이 망가진다. 내키지
않는다면 거절해도 괜찮다.

원만한 관계를 위해 지나치게 애쓰지만 않아도 고민과 스트레스가 줄어든다

고민과 스트레스는 대부분 인간관계에서 비롯됩니다. 예를 들어, 모임에 갈지 말지 심
각하게 고민하면 교감신경이 지나치게 활성화됩니다. 며칠씩이나 고민이 지속되면 혈
액 순환도 나빠지지요. 이처럼 부정적인 감정은 자율신경의 균형을 깨뜨리고 몸과 마
음에 나쁜 영향을 미칩니다.

어떻게 하면 좋을지 고민된다면 자신에게 부담되지 않는 선택지를 고르세요. 거절하
는 사람은 마음을 졸여도 막상 거절당하는 사람은 크게 신경쓰지 않는답니다. 모두에
게 좋은 사람이 되고 싶은 마음에 지나치게 애쓰다가 병에 걸리는 사람이 많아요. 하
지만 자신의 건강은 자신만이 지킬 수 있습니다. 마음이 내키지 않는다면 괜히 고민하
지 말고 거리를 두어도 괜찮아요.

'보지도, 듣지도, 말하지도 말라'의 정신으로 버틴다

자율신경 안정   감정 조절   평정심 회복

인간관계 개선

Point

o 세 가지 금기를 실천하면 마음의 동요를 막을 수 있다.

o 쓸데없는 것은 보지 않겠다고 마음먹으면 더 이상 남의 말과 행동이 신경 쓰이지 않는다.

o 남에 대한 비판이나 부정적인 이야기에는 귀를 기울이지 않는다.

o 화가 나도 일단 꾹 참고 말하지 않으면 냉정을 되찾을 수 있다.

험담, 비판, 불만은 말하지 말자

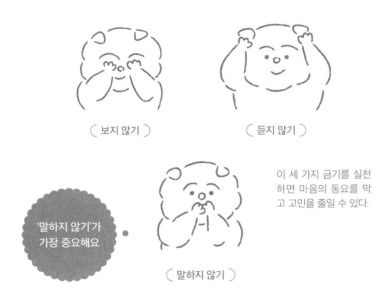

(보지 않기)

(듣지 않기)

'말하지 않기'가
가장 중요해요

이 세 가지 금기를 실천
하면 마음의 동요를 막
고 고민을 줄일 수 있다.

(말하지 않기)

세 가지 금기 중 가장 중요한 건 '말하지 않기'

'화는 쌓아두지 말고 분출해야 좋다'는 사람도 있지만, 의학적으로는 맞지 않습니다.
교감신경은 화를 토해낸 직후부터 3~4시간 동안 팽팽한 긴장 상태에 빠집니다. 그 동
안 혈류는 정체되고 온몸의 세포는 산소 부족에 시달리지요. 게다가 분노를 발산하고
나면 일시적으로는 후련할지라도 시간이 흐르면 오히려 뒷맛이 씁쓸하고 기분이 더
가라앉습니다.

'침묵은 금'이라는 말이 있듯이, 치밀어 오르는 화는 꾹 참는 것이 정답입니다. 누가 봐
도 상대에게 문제가 있다면 침착한 태도로 차분하게 잘못을 지적합시다. 분노와 불만
으로 감정이 폭발할 것 같다면 나의 마음을 직시하고, 행동을 돌보는 것이 중요합니다.

오늘 하루의 업무 스트레스를 날려버리는 32가지 생활습관

NO
53

마음이 급할수록
천천히 움직인다

자율신경 안정   불안 해소   피로 회복   감정 조절

인간관계 개선

Point

- 매사에 느긋하고 분명하게 행동하면 평상
  시에도 호흡이 깊어지고 자율신경이 안정
  된다.

- 여유롭고 차분하게 행동하면 주위 사람들
  이 자신의 이야기에 귀를 기울인다.

- 천천히 담담하게 말하면 설득력이 높아
  진다.

어떤 때든 느긋하게 행동하자

건강한 삶을 누리면서 자신의 능력을 최대한 발휘하려면 부교감신경을 높은 상태로 유지해야 한다. 조급함은 절대 금물.

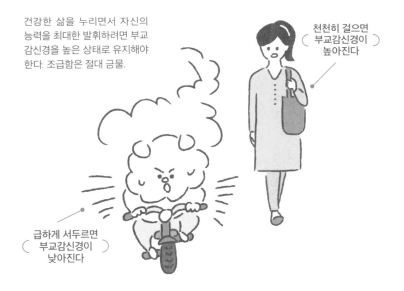

천천히 걸으면 부교감신경이 높아진다

급하게 서두르면 부교감신경이 낮아진다

느긋한 태도로 평생 건강을 손에 넣자

교감신경과 부교감신경의 균형을 잡아주는 습관을 들이면 몸과 마음의 컨디션이 몰라 보게 좋아집니다. 그 결과로 생겨난 에너지는 일상을 꾸려나가는 데 놀라운 힘을 발휘 합니다.

하지만 안타깝게도 현대인은 대부분 교감신경이 높은 상태에서 부교감신경을 끌어올 리지 못한 채로 생활하고 있습니다. 그럼 어떻게 해야 부교감신경을 높일 수 있을까 요? 바로 '느긋함'을 명심하면 됩니다. 평소 숨 쉬고 말하고 움직일 때, 느긋한 태도를 유지하면 부교감신경의 저하를 막을 수 있어요. 이를 통해 자율신경이 균형을 이루고, 면역력도 자연히 좋아집니다.

눈앞에 닥친 일을 하나씩 차근차근 해치운다

초조함 방지　　혼란 방지　　평정심 유지　　업무 효율화

Point

○ 할 일이 잔뜩 쌓여 있으면 조급한 마음에 자율신경이 흐트러진다. 그러면 몸과 마음에 서서히 문제가 쌓인다.

○ 혼란에 빠지지 않고 매사에 침착하게 대처할 수 있다.

○ 하나씩 해치우다 보면 자신감과 성취감이 싹튼다.

할 일은 하나씩 처리하자

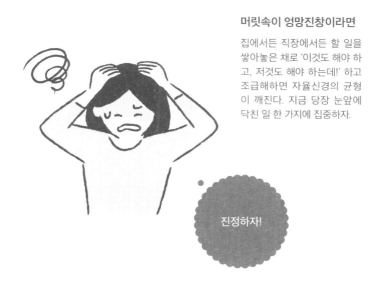

머릿속이 엉망진창이라면

집에서든 직장에서든 할 일을 쌓아놓은 채로 '이것도 해야 하고, 저것도 해야 하는데!' 하고 조급해하면 자율신경의 균형이 깨진다. 지금 당장 눈앞에 닥친 일 한 가지에 집중하자.

진정하자!

혼란에 빠졌다면 해야 할 일을 재검토하자

할 일이 잔뜩 쌓여 있으면 조급해지기 일쑤지요. 이러한 사태를 막으려면 작업을 재검토해야 합니다. '지금' 가장 우선시해야 할 일을 집중해서 처리한 다음, 중요도에 따라 하나씩 계속해서 해치워 나갑시다.

구체적으로 말하면 일단 오늘 해야 할 일을 메모로 남기는 것에서 시작합니다. 할 일이 여러 개라면 생각나는 대로 모두 적은 다음, 중요한 순서대로 번호를 매깁니다. 사소한 일도 상관없으니 모두 적는 게 좋아요. 여기까지 마쳤다면 이제 정한 순서에 따라 집중해서 하나씩 확실하게 처리하는 것이 중요합니다. 목록에 적은 일을 하나씩 마칠 때마다 그 자리에는 성취감이 자라날 거예요.

오늘 하루의 업무 스트레스를 날려버리는 32가지 생활습관

№ 55

언제 어디서든 바지런히 물을 마신다

긴장 완화　　짜증 방지　　자율신경 개선

장내 환경 개선　　혈액 순환 촉진

Point

o 긴장했거나 짜증 날 때 물을 한 모금 마시면 진정된다.

o 자율신경과 장내 환경의 균형을 바로잡으려면 하루 종일 틈틈이 자주 마신다.

o 장내 환경이 안정되면 몰라볼 정도로 겉모습이 말끔해진다.

물은 한 번에 몰아서 마시지 말고 틈틈이 자주 마시자

가방 안이나 사무실 책상 위에도 반드시 물을 놓아두자. 그리고 생각날 때마다 한 모금씩 마시는 습관을 들이자.

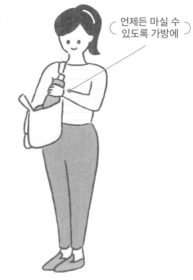

(언제든 마실 수 있도록 가방에)

(이동 중에도 한 모금씩)

하루 종일 틈틈이 물을 마시는 것이 건강의 비결

우리 몸의 약 60%는 물로 이루어져 있습니다. 우리는 매일 밥을 먹고 음료를 마셔가며 수분을 섭취하는 한편, 하루에 약 2ℓ의 수분을 소변과 땀으로 배출합니다. 즉, 매일 2ℓ 상당의 수분이 몸속을 순환하는 것이지요. 만약 변비가 있거나 단단한 변을 본다면 평소 물을 적게 마시기 때문이니 의식적으로 수분을 섭취하세요.

물 마시기의 장점은 또 있습니다. 물을 마시면 장 건강을 좌우하는 자율신경의 균형을 효과적으로 잡을 수 있어요. 포인트는 '최대한 자주' 마시는 것. 틈틈이 물 마시는 습관을 들이면 자율신경의 균형을 잡기가 수월해질 뿐 아니라 장 활동과 혈액 순환도 원활해집니다.

한숨을 쉰다

N⁰ 56

자율신경 안정 긴장 완화 불안 해소

혈액 순환 촉진

Point

o 천천히 길게 숨을 내쉬면 몸과 마음의 에
  너지를 재충전할 수 있다.

o 긴장으로 굳은 몸을 풀어준다.

o 산소 공급량이 늘어 정체되었던 혈액 순
  환이 원활해진다.

o 한숨을 참으면 몸에 두통이나 어깨 결림
  같은 불편한 증상이 나타난다.

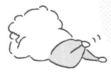

우리 몸에 필요한 한숨

크게 한숨을 쉬자

한숨을 쉬고 싶은데 꾹 참으면 몸 안에 산소가 부족해진다. 그러면 손과 발의 세포, 뇌를 비롯한 각종 장기 등에 산소가 골고루 퍼지지 않아 혈액 순환이 점점 더 나빠진다.

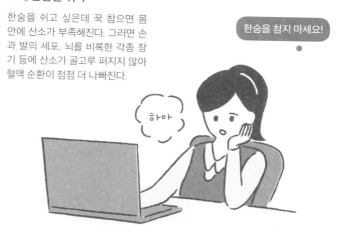

한숨을 참지 마세요!

하아

한숨은 몸을 되살리는 중요한 자정 작용을 한다

'한숨을 쉬면 복이 달아난다'라는 말이 있듯이, 일반적으로 한숨은 부정적인 이미지를 갖고 있어요. 하지만 자율신경의 관점에서 보면 한숨은 몸에 매우 이롭답니다. 한숨이 나오는 순간은 보통 걱정이나 고민거리를 안고 있을 때입니다. 이처럼 마음이 복잡할 때면 우리 몸은 긴장으로 뻣뻣하게 굳기 마련이에요. 그때 '후우' 하고 느리고 길게 숨을 내쉬면 얕았던 호흡이 깊어지며 몸이 이완됩니다.

반대로 한숨을 참으면 몸에 두통이나 어깨 결림 같은 불편한 증상이 나타날 우려가 있어요. 업무나 인간관계 때문에 한숨이 나올 것 같다면 에너지를 재충전하고 복을 불러들일 기회라 여기고 마음껏 한숨을 내쉬어보세요.

오늘 하루의 업무 스트레스를 날려버리는 32가지 생활습관

혈 자리를 두드린다

기분 전환　　장내 환경 개선　　스트레스 완화

불면증 해소　　변비 해소

Point

o 두피와 얼굴에 있는 자율신경의 균형을 잡
   아주는 혈 자리를 가볍게 자극하면 몸과
   마음이 안정되어 장 활동도 원활해진다.

o 식후에 두드리면 소화가 잘되고, 일하는
   틈틈이 두드리면 기분 전환에 좋다. 잠자
   기 전에 두드리면 숙면에 도움이 된다.

o 변비가 있다면 변기에 앉아서 해도 좋다.

톡톡 두드리면 부교감신경이 활성화되어
다양한 효과를 볼 수 있다

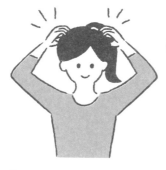

1 머리 두드리기

양손의 세 손가락(검지, 중지, 약지)을 주로 사용해 머리 중앙을 앞에서 뒤로, 옆머리를 위에서 아래로 가볍게 두드린다.

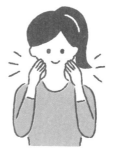

2 얼굴 두드리기

머리와 마찬가지로 양손의 세 손가락을 사용해 이마→미간→눈썹→눈가→코 아래→턱의 순서로 톡톡 가볍게 두드린다.

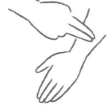

3 손목 두드리기

손등 쪽 손목 위에서 손가락 세 마디 정도 떨어진 곳에 부교감신경을 활성화하는 혈 자리가 있다. 예민해졌을 때 가볍게 두드린다.

혈 자리 두드리기는 태핑(tapping)이라고도 하는데, 손가락으로 두피나 얼굴을 톡톡 두드리는 방식의 가벼운 마사지를 말합니다. 근육과 혈관이 자극을 받으면 혈액 순환이 촉진되고, 그러면 부교감신경이 우세해져 짜증이 가라앉고 기분이 밝아집니다. 이때 반드시 '피부에 닿을 듯 말 듯' 가볍게 두드려야 합니다. 강하게 두드리면 교감신경이 우세해져 역효과가 납니다.

NO
58

양말과 숄 등으로 체온을 조절한다

냉증 개선   신진대사 개선   면역력 회복

혈액 순환 촉진

Point

○ 몸이 찬 사람은 자율신경의 기능 자체가 약해진 상태다.

○ 냉증이 심해지면 신체 내부의 온도가 내려가 저체온증에 빠진다.

○ 신체 내부 온도가 내려가면 장기의 활동이 침체되어 온몸의 신진대사가 느려지고 면역력도 약해진다.

의류 소품으로 몸을 따뜻하게

일터에도 상비하면 좋은 체온 조절 용품

숄이나 양말처럼 손쉽게 몸을 덥힐 수 있는 의류 소품을 상비해두었다가 언제든 꺼내어 활용하자.

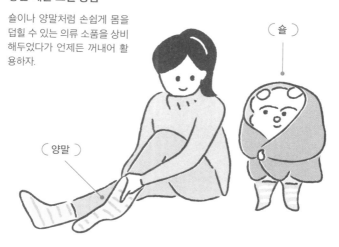

(숄)

(양말)

자율신경을 비롯한 몸의 각 기능을 지키기 위한 체온 조절

사무실에 오래 앉아 있으면 혈액 순환이 나빠지고 몸이 차지기 쉬워요. 무릇 자율신경은 교감신경과 부교감신경이 번갈아 가며 작용하는 것이 중요합니다. 그래야 피가 온몸의 구석구석을 돌며 모세혈관까지 영양소를 전달할 수 있지요. 이 리듬이 깨지면 컨디션 난조에 빠지게 됩니다.

이는 냉증에 걸리기 쉬운 여성뿐 아니라 남성도 마찬가지예요. 나도 모르는 사이, 몸이 차가워져 있을 가능성이 큽니다. 겨울보다 여름에 특히 더 조심해야 합니다. 여름에는 냉방이 잘된 공간에 머무르는 일이 많기 때문에 생각보다 더 체온이 내려갑니다. 언제든 손쉽게 체온을 조절할 수 있도록 양말이나 겉옷, 숄이나 담요 등을 일터에 가져다 놓으세요.

오늘 하루의
피로를 푸는
27가지 생활습관

하루의 인상을 좌우하는 아침이 중요한 만큼,

저녁부터 밤 시간을 어떻게 보내며

하루를 마무리할 것인지도 참 중요합니다.

오늘 하루를 무사히 마무리하면

내일의 시작을 더 수월하게 할 수 있으니까요.

소중한 일상을 지속하기 위해

나의 건강과 행복을 위해

저녁부터 잠들기 전까지 실천하면 좋은 습관을 소개합니다.

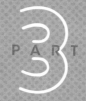

PART

밤

18:00 ~ 24:00

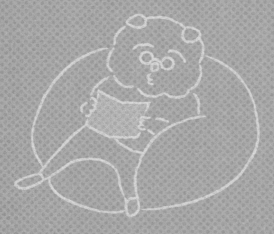

저녁 식사는 잠들기 3시간 전에 마친다

자율신경 안정　혈액 순환 촉진　장내 환경 개선

변비 완화　부종 완화　불면증 완화　피로 회복

비만 예방　다이어트

Point

- 저녁 식사 후 바로 잠자리에 들면 깊게 잠들지 못할 뿐 아니라 위장이 지친 상태로 이튿날 아침을 맞이하게 된다.

- 오후 10시에서 새벽 2시 사이는 장의 골든타임으로, 부교감신경이 우세해지고 장이 음식물을 소화시키는 중요한 시간이다.

- 취침 전에 느긋하게 시간을 보내면 몸속 스위치가 온에서 오프로 전환되어 잠들 준비에 들어간다.

취침 전 3시간을 느긋하게 보내야 수면의 질이 오른다

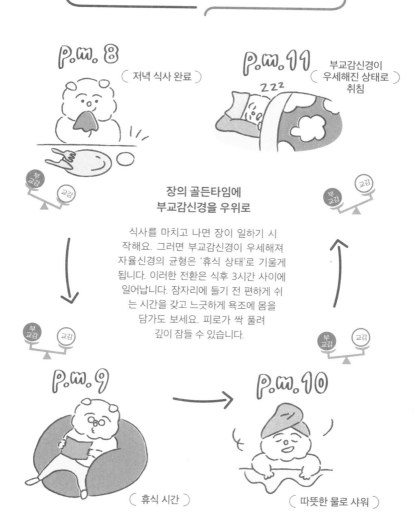

P.m. 8

(저녁 식사 완료)

P.m. 11

부교감신경이
우세해진 상태로
취침

장의 골든타임에
부교감신경을 우위로

식사를 마치고 나면 장이 일하기 시
작해요. 그러면 부교감신경이 우세해져
자율신경의 균형은 '휴식 상태'로 기울게
됩니다. 이러한 전환은 식후 3시간 사이에
일어납니다. 잠자리에 들기 전 편하게 쉬
는 시간을 갖고 느긋하게 욕조에 몸을
담가도 보세요. 피로가 싹 풀려
깊이 잠들 수 있습니다.

P.m. 9

P.m. 10

(휴식 시간)

(따뜻한 물로 샤워)

№ 60 식사 전 물을 마신 뒤, 채소부터 먹는다

자율신경 안정　혈액 순환 촉진　장내 환경 개선

변비 해소　부종 해소　비만 예방　다이어트

Point

- 식전의 물 한 잔이 배고픔으로 흥분된 마음을 가라앉힌다.

- 물의 효과로 음식물의 소화·흡수가 한층 원활해지고 맑은 피가 온몸을 순환한다.

- 여러 번 씹어야 넘어가는 생채소부터 먹으면 '천천히 꼭꼭 씹어' 먹는 습관이 생긴다.

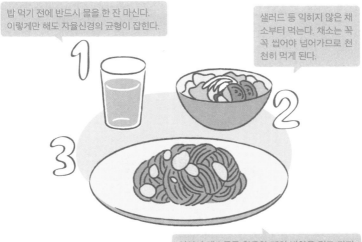

음식 먹는 순서로 자율신경의 균형을 잡자

밥 먹기 전에 반드시 물을 한 잔 마신다. 이렇게만 해도 자율신경의 균형이 잡힌다.

샐러드 등 익히지 않은 채소부터 먹는다. 채소는 꼭꼭 씹어야 넘어가므로 천천히 먹게 된다.

이어서 채소류를 활용한 메인 반찬을 먹고 마지막에 밥, 빵, 면류 같은 주식을 먹는다. 이 음식들도 한입씩 꼭꼭 씹어 먹는 것이 중요하다.

먹는 순서를 지키는 식사 습관 만들기

밥은 천천히 꼭꼭 씹어 먹어야 건강에 좋다는 것은 누구나 알지만, 막상 먹기 시작하면 자신도 모르게 속도가 빨라지기 십상이죠. 그럴 땐 식사 전에 물부터 마시는 게 도움이 됩니다. 저녁을 먹기 전에 먼저 물을 한 잔 마시면 위장이 움직이기 시작하면서 부교감신경이 활성화되고 교감신경의 흥분이 가라앉습니다. 게다가 물의 효과 덕분에 장내 환경이 건강해지고 부교감신경도 활발하게 작동해 저녁 식사를 하면서 자율신경의 균형을 잡을 수 있습니다. 물 다음으로 먹어야 할 것은 채소입니다. 특히 익히지 않은 채소는 여러 번 씹어 넘겨야 하기에 자연스럽게 식사 속도를 늦출 수 있습니다. 게다가 칼로리와 당질의 함량도 낮기 때문에 혈당이 급격히 오르는 것을 막을 수 있고 비만 예방에도 도움이 됩니다.

NO 61 저녁에는 되도록 따뜻한 음식을 먹는다

자율신경 안정   장내 환경 개선   냉증 개선

피로 회복   스트레스 완화

Point

o 따뜻한 음식을 먹으면 마음이 포근해지고 피로가 풀린다.

o 따뜻한 요리나 음료를 섭취하면 부교감신 경이 활성화된다.

o 차가운 음식을 먹을 때는 신맛 나는 재료 나 질 좋은 기름을 살짝 곁들인다.

저녁에는 기운을 회복해주는 따뜻한 음식을 먹자

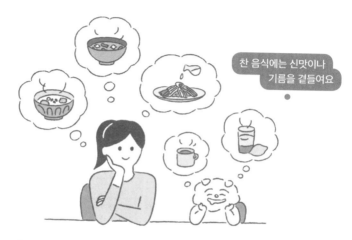

찬 음식에는 신맛이나 기름을 곁들여요

기본적으로 요리든 음료든 따뜻한 것이 건강에 이롭다. 차가운 면 요리를 먹고 싶을 때는 식초, 묵은지 등 신맛이 나는 재료나 참기름, 올리브오일 같은 질 좋은 기름을 넣자. 차가운 음료에는 레몬을 곁들이면 좋다. 이렇게만 해도 자율신경이 균형을 이룬다.

마음을 차분히 가라앉혀 자율신경의 균형을 잡자

피로나 스트레스가 쌓여 있을수록 된장국, 수프, 익힌 반찬 같은 따끈따끈한 음식을 먹으세요. 마음이 차분해지고 기운이 날 거예요. 그뿐 아니라 따뜻한 음식은 위장의 혈액순환을 촉진하고 부교감신경을 높여 흐트러진 자율신경의 균형을 바로잡아줍니다. 그러니 하루를 마무리하는 저녁 식사 메뉴로 차가운 음식은 피하는 편이 좋습니다.
여름처럼 날이 무더워 따뜻한 음식이 내키지 않을 때는 찬 음식에 신맛 나는 재료나 질 좋은 기름을 살짝 넣어 먹으세요. 식초나 레몬을 넣어 신맛이 더해지면 위장이 꿈틀하고 움직이는 위·결장반사가 일어나 부교감신경이 활성화됩니다. 올리브오일 같은 질 좋은 기름 또한 배변 활동을 원활하게 해 부교감신경의 기능을 끌어올립니다.

오늘 하루의 피로를 푸는 27가지 생활습관

꼭꼭 씹어 먹기만 해도 칼로리를 줄일 수 있다

NO 62

자율신경 안정　혈액 순환 촉진　장내 환경 개선

변비 해소　비만 예방　피로 회복　뇌 활성화

Point

○ 꼭꼭 씹어 먹으면 쉽게 포만감이 든다.

○ 씹으면 씹을수록 얼굴 근육이 풀어져 부교감신경이 활성화된다.

○ 장내 환경이 안정되고 소화와 흡수가 원활해져 변비도 개선된다.

○ 간 기능이 개선되어 신진대사가 활발해진다. 살이 잘 찌지 않고 피로에 강한 체질로 변한다.

빨리 먹으면 폭식으로 이어져 살찐다!

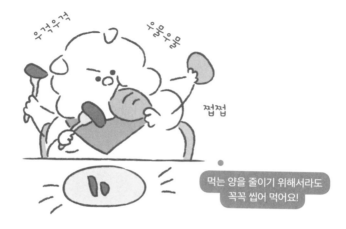

먹는 양을 줄이기 위해서라도 꼭꼭 씹어 먹어요!

빨리 먹으면 뇌의 포만중추가 식사량을 감지하기 전에 계속 먹게 되어 과식하게 된다.

천천히 꼭꼭 씹어 먹으면 몸과 마음의 성능이 달라진다

꼭꼭 씹지 않고 빨리 먹으면 좀처럼 포만감이 들지 않아 폭식하게 됩니다. 그뿐 아니라 허겁지겁 먹으면 교감신경이 과도하게 상승해 부교감신경이 제대로 작동하지 않아요. 그러면 장의 움직임이 둔해져 비만, 대사 증후군으로 이어집니다. 그러니 우선은 천천히 꼭꼭 씹어 먹는 습관부터 들일 필요가 있어요.

천천히 꼭꼭 씹어 먹기만 해도 부교감신경의 기능이 향상되고 장내 환경이 균형을 이룹니다. 그러면 신진대사가 원활해져 살이 잘 찌지 않는 체질로 변하지요. 나아가 스트레스로 인한 폭음과 폭식을 막아주므로 자율신경이 매우 안정되어 몸과 마음의 성능도 좋아집니다. 꼭꼭 씹는 저작 활동은 뇌를 활성화해 두뇌 회전에도 도움이 된답니다.

주식은 '흰밥'보다는 '검은 밥'으로 고른다

№ 63

자율신경 안정   혈액 순환 촉진   장내 환경 개선

변비 해소   부종 해소   비만 예방   생활습관병 예방

Point

○ 흰밥보다 검은 밥에 식이섬유가 풍부하다. 밥만 바꿔도 식이섬유 섭취량을 크게 늘릴 수 있다.

○ 식이섬유는 변비를 해소하고 노폐물이 잘 쌓이지 않는 체질로 변하게 한다.

○ 고혈압, 당뇨 등과 같은 생활습관병의 예방에도 효과적이다.

주식을 검은 밥으로 바꾸기만 하면 된다!

간편하고 효율적으로 식이섬유를 섭취하자

식이섬유는 고기나 생선에는 적기 때문에 식생활이 서구화된 현대인에게 부족하기 쉬운 영양소다. 그러니 더더욱 주식으로 섭취량을 늘려야 한다!

백미보다는 현미를!

검은 밥으로 바꾸면 온갖 생활습관병을 예방할 수 있다

주식을 흰밥이 아닌 검은 밥으로 바꿔야 하는 가장 큰 이유는 검은 밥에 식이섬유가 더 풍부하기 때문입니다. 대표적으로 현미에는 백미보다 6배 많은 식이섬유가 들어있어 한 끼에 한 그릇씩, 하루에 세 번 먹으면 식이섬유 1일 섭취권장량의 절반을 섭취하는 셈이 됩니다. 빵도 밀가루로 만든 흰 빵보다는 통밀이나 호밀로 만든 갈색 빵을 고르는 편이 좋고요.

식이섬유는 장내 환경을 바로잡아 장을 말끔하게 청소해주는 영양소입니다. 따라서 충분히 섭취하면 건강하게 살이 빠지고 부기도 가라앉습니다. 혈당과 혈중 콜레스테롤의 상승도 막아주므로 당뇨나 고혈압 등 온갖 생활습관병의 예방에 도움이 된답니다.

No 64

술과 물은 1:1의 비율로 마신다

자율신경 안정 | 혈액 순환 촉진 | 장내 환경 개선 | 불면증 해소 | 숙취 해소 | 생활습관병 예방

Point

- 술을 마시면 기분이 좋아진다고 느끼는 것은 착각이다. 지나친 알코올은 몸 안의 세포를 녹초로 만든다는 사실을 기억하자.
- 술과 동일한 양의 물을 마시면 탈수를 비롯한 여러 문제를 막을 수 있다.
- '술 한 잔에 물 한 잔'을 의식하면서 마시면 음주량도 줄일 수 있다.

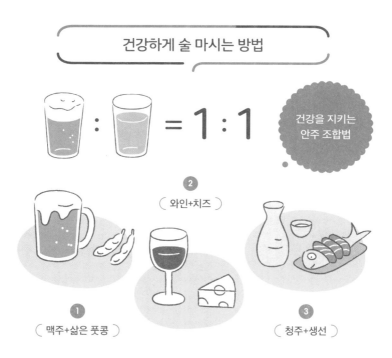

건강하게 술 마시는 방법

= 1:1

건강을 지키는
안주 조합법

② (와인+치즈)

① (맥주+삶은 풋콩)

③ (청주+생선)

지나친 음주는 자율신경의 균형을 깨뜨릴 뿐!

알코올을 지나치게 섭취하면 탈수 증상이 생겨 혈액이 진득해지면서 혈액 순환이 나빠지고, 자율신경의 균형도 깨집니다. 그러면 분명 기분은 좋은데 깊이 잠들지 못하고, 다음 날 컨디션에도 안 좋은 영향을 끼치게 되지요.

그렇다고 해서 술을 좋아하는 사람에게 술을 못 마시게 하면 스트레스가 쌓일 수밖에 없겠죠. 적당량의 술은 마음을 편하게 만들어 부교감신경의 활성화를 돕습니다. 그러니 과음하지 말고 노련하게 양을 조절해가며 마시는 것이 중요합니다.

술을 마실 때는 적당량을 지키면서, 반드시 술 한 잔에 물 한 잔씩 1:1의 비율로 마시는 게 좋습니다. 그래야 탈수와 소화기관의 마비를 막을 수 있어요. 그리고 저녁 반주나 취침 전 음주는 과식과 불면증의 원인이 되므로 평소 이런 음주 습관을 가지고 있다면 바로잡아야 합니다.

NO
65

산책은
저녁 식사 후에 한다

자율신경 안정　　혈액 순환 촉진　　신진대사 개선

불면증 개선　　스트레스 완화　　피로 회복

어깨 결림·요통 해소

Point

○ 가벼운 산책은 몸에 큰 부담을 주지 않고 혈액 순환을 촉진할 수 있으므로 자율신경의 균형을 잡는 데 도움이 된다.

○ 천천히 걸으면 몸이 풀리고 하루 동안 쌓인 피로가 가신다.

○ 어깨 결림과 요통 같은 불편한 증상도 한층 나아진다.

○ 밤에는 부상의 위험이 적고 꾸준히 지속하기도 편하다.

바른 자세로 걸으면 자율신경의 균형이 잡힌다

 (숨을 깊게 쉬면서 걷는다)   ✕ (숨을 얕게 쉬면서 걷는다)

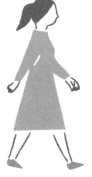

기도를 곧게 펴고 올바른 자세를 유지
한 채로 천천히 깊게 숨 쉬면서 걷자.

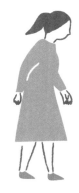

등을 구부정히 걸으면 호흡이 얕아지고
자율신경의 균형이 깨지니 주의하자.

적당한 걷기 운동으로 몸에 축적된 문제를 바로잡자

원칙적으로는 저녁 식사 후부터 취침 1시간 전까지 30분에서 1시간 정도 천천히 걷는
것이 가장 좋습니다. 시간이 없다면 스트레칭만으로도 충분하고요. 부교감신경이 우
세해지는 밤에 교감신경을 자극하는 운동을 하는 것은 모순이라는 생각이 드나요? 하
지만 2㎞ 정도를 30분간 가볍게 걷거나 산책하는 건 오히려 자율신경의 균형을 잡는
데 도움이 된답니다. 그뿐 아니라 적당한 밤 운동은 온몸의 미세혈관까지 구석구석 피
를 돌게 하기 때문에 낮 동안 오래 앉아서 일하느라 몸이 뻣뻣해진 사람이나 평소 운
동 부족인 사람에게 특히 좋아요. 혈액 순환이 원활해져 뭉친 근육이 풀리고 피로가
가십니다. 어깨 결림과 허리 통증이 줄어 수면의 질도 높아지지요. 밤은 아침보다 다
칠 위험이 적고 꾸준히 운동하는 습관을 들이기 쉽답니다.

출출할 때는
말린 과일을 먹는다

변비 해소　　장내 환경 개선　　부종 해소　　비만 예방

짜증 방지

Point

o 말린 과일은 식이섬유가 풍부하기로 유명
  하다. 장내 환경 개선과 변비 해소에 효과
  적이다.

o 언제 어디서든 손쉽게 먹을 수 있으니 출
  출할 때 조금씩 집어 먹자.

o 칼로리는 높으니 너무 많이 먹지 않도록
  주의한다.

몸에 좋은 간식으로 가뿐한 생활을!

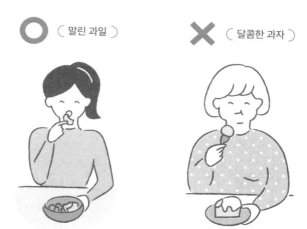

⭕ (말린 과일)

❌ (달콤한 과자)

장에 좋은 건살구, 건자두, 건포도, 곶감, 건무화과를 추천한다.

버터 같은 유지방이나 설탕이 듬뿍 들어간 과자는 가급적 피한다.

몸에 이롭고 장에도 효과적인 최고의 간식, 말린 과일

달콤한 음식을 좋아하는 사람은 무심코 간식을 자주 먹게 마련입니다. 하지만 케이크를 비롯해 과자류에는 유해균을 늘려 장내 환경을 해치는 설탕과 유지방이 많이 들어 있어요. 과식도 삼가야겠지만, 간식을 참아서 생기는 스트레스도 피할 수 있다면 좋겠죠.

이럴 때는 식이섬유가 풍부한 말린 과일을 먹으면 돼요. 단맛이 응축되어 있는 말린 과일은 달콤한 디저트를 좋아하는 사람에게도 만족감을 줄 거예요. 수용성 식이섬유와 불용성 식이섬유를 모두 함유하고 있어서 변비 해소에도 큰 힘을 발휘합니다. 비타민, 미네랄, 철분과 같은 건강에 이로운 영양소도 풍부하고요. 다만, 말린 과일 역시 설탕이나 기름을 쓰지 않은 제품으로 잘 골라주세요!

N⁰ 67 지쳤을 때는 한 군데만 정리한다

자율신경 안정   스트레스 완화   불안 해소

집중력 향상

Point

○ 이곳저곳에 손을 대면 역효과가 난다. 부담 없이 정리할 수 있도록 되도록 구역을 세세하게 나눈다.

○ 기분 전환 삼아 하루 30분 이내로 한 군데만 정리한다.

○ 깔끔하게 정돈된 모습만 봐도 자율신경의 균형을 잡아주는 스위치에 불이 들어와 마음까지 개운해진다.

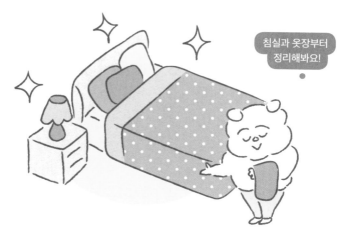

内가 편하고 기분 좋게
머물 수 있는 공간으로 만들자

침실과 옷장부터
정리해봐요!

가장 편히 머무는 침실이나 매일 사용하는
옷장부터 정돈하는 걸 추천한다.

어질러진 생활공간을 정돈해서 스트레스의 원인을 제거한다

스트레스는 일이나 인간관계에서만 비롯되는 것이 아니지요. 방이 어질러져 있거나 욕실에 물때가 껴 있는 등, 즉 생활공간이 지저분해도 자율신경의 균형은 흐트러집니다. 이럴 때는 딱 한 군데만 정리하는 방법을 써보세요.

정리하는 행위 자체가 자율신경의 균형을 잡는 데 효과적이니, 중요한 할 일을 모두 마친 후에 딱 한 군데만 치워보세요. 부교감신경이 상승해 마음이 안정될 거예요. 서랍 하나, 선반 한 칸처럼 구역을 세세하게 나눈 다음, 매일 한 구역씩 치우는 것이 요령입니다. 시간은 30분 이내가 좋습니다. 정리가 길어지면 짜증이 밀려오기 시작해 다시 자율신경의 균형이 깨지기 쉬우니까요.

39~40℃ 정도의 따뜻한 물에 15분 동안 몸을 담근다

자율신경 안정　　혈액 순환 촉진　　신진대사 개선

장내 환경 개선　　불면증 해소　　냉증 해소　　피로 회복

Point

○ 목까지 5분, 명치까지 10분, 합해서 15분 동안 욕조에 몸을 담그면 교감신경에서 부교감신경으로 매끄럽게 우위가 전환된다.

○ 뜨거운 물은 몸에 부담을 주므로 바람직하지 않다.

○ 오래 몸을 담그면 탈수 증상이 일어나므로 욕조에는 15분 이상 머무르지 않는다.

자율신경의 균형을 잡는 입욕법

(따뜻한 물에서 15분)

(뜨거운 물은 위험!)

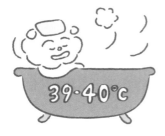

혈액 순환을 촉진하는 온도로 맞추고 맨 처음 5분은 목까지, 나머지 10분 동안은 명치까지 담근다.

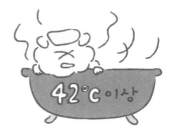

교감신경이 재빠르게 상승해 혈관이 수축된다. 뇌졸중이나 심근경색을 일으킬 위험이 있다.

신체 내부 온도를 올리면 수월하게 잠들 수 있다

밤에 자율신경의 균형을 잡아주는 여러 방법 가운데 입욕은 특히 효과적이에요. 입욕은 39~40℃ 정도의 따뜻한 물에 15분 동안 느긋하게 몸을 담그는 방법이 가장 좋습니다. 15분 중 처음 5분 동안은 목까지 푹 담그고, 나머지 10분 동안은 명치까지 담그는 반신욕을 하세요. 이렇게 하면 몸속 깊은 곳까지 따뜻해져 교감신경에서 부교감신경으로 우위가 매끄럽게 전환됩니다. 신진대사도 활발해지고 목욕 후에 밀려오는 아늑한 감각이 기분 좋게 지속되어 깊이 잠들 수 있어요.

반면 42℃가 넘는 뜨거운 물에 몸을 담그면 교감신경이 급격히 상승해 혈관이 수축됩니다. 자율신경의 균형이 깨지므로 이 방법은 추천하지 않아요.

입욕 후에는 수분을 보충하는 것도 잊지 마세요!

발바닥 마사지로
온몸의 피로를 푼다

혈액 순환 촉진   신진대사 개선   장내 환경 개선

불면증 해소   부종 해소   피로 회복

Point

o 발바닥을 문지르면 막혔던 혈류가 시원하게 뚫린다.

o 혈액 순환이 원활해지면 몸의 모든 기능이 제대로 돌아간다.

o 부종, 냉증, 결림 같은 불편한 증상도 사라진다.

발바닥 마사지로 혈류를 막힘없이!

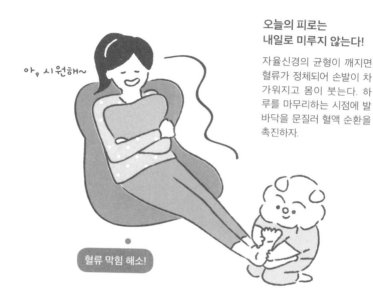

아, 시원해~

혈류 막힘 해소!

**오늘의 피로는
내일로 미루지 않는다!**

자율신경의 균형이 깨지면 혈류가 정체되어 손발이 차가워지고 몸이 붓는다. 하루를 마무리하는 시점에 발바닥을 문질러 혈액 순환을 촉진하자.

잔뜩 수축된 혈관을 풀어 온몸의 혈액 순환을 원활하게

근육을 문지르면 시원한 이유는 근육이 풀려서가 아니라, 근육에 분포되어 있는 모세혈관의 혈액 순환이 좋아져 결과적으로 뭉침이 풀리기 때문이에요. 발바닥을 문지르면 온몸의 컨디션이 좋아지는 이유도 마찬가지! 심장과 멀리 떨어져 있어 혈액 순환이 가장 나빠지기 쉬운 발바닥을 마사지해주면 느릿하던 모세혈관의 혈류가 시원하게 뚫립니다.

혈액 순환은 자율신경과 깊은 관련이 있습니다. 그래서 자율신경의 균형이 깨지면 피가 잘 돌지 않고 몸 여기저기에 불편한 증상이 나타납니다. 발바닥을 문질러 혈액 순환이 좋아지면 온몸에 영양소가 공급되고 노폐물을 배설하기도 수월해져 부기가 가라앉고 신체 기능이 정상화됩니다. 당연히 자율신경도 균형을 이루게 되고요.

NO
70

1분 운동으로
자율신경의 균형을
잡는다

자율신경 안정 혈액 순환 촉진 신진대사 개선

장내 환경 개선 불면증 해소 변비 해소 부종 해소

피로 회복

Point

- 깊은 호흡과 느린 동작을 의식하면서 부교
  감신경을 끌어올린다.

- 세포 구석구석까지 피가 돌아 **자율신경이
  안정된다.**

- 몸을 하나의 막대기라 생각하며 움직인다.

- 아침저녁으로 실천하면 더 효과적이다.

손쉬운 1분 운동으로 피로를 풀고 가뿐하게 생활하자

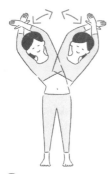

① 상체 좌우로 기울이기

발을 어깨너비로 벌리고 선다. 두 손을 머리 위에서 교차한 뒤 숨을 마시면서 몸을 쭉편다. 상체를 옆으로 기울이면서 숨을 내쉰다. 좌우 각 4초씩 실시한다.

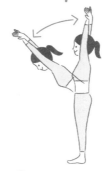

② 앞으로 숙이기

❶과 같은 자세로 선 뒤 숨을 마시면서 몸을 폈다가 숨을 내쉬면서 상체를 앞으로 숙인다. 숨을 마시면서 상체를 일으킨다. 각 4초씩 실시한다.

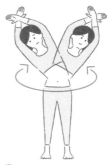

③ 상체 돌리기

❶과 같은 자세에서 몸을 쭉 펴고 심호흡하면서 상체를 시계방향으로 돌린 뒤, 반시계방향으로 돌린다. 각 4초씩 실시한다.

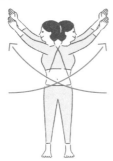

④ 상체 좌우로 비틀기

발을 어깨너비로 벌리고 선다. 심호흡하면서 두 팔을 오른쪽 대각선 위로 크게 휘두르듯이 올리며 상체를 비튼다. 왼쪽도 똑같이 한다. 좌우 각 4초씩 실시한다.

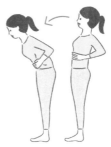

⑤ 배 조이기

발을 어깨너비로 벌리고 선다. 손으로 갈비뼈 아래를 잡고 숨을 마시면서 몸을 뒤로 젖히며 쭉 편다. 이어서 손으로 배를 꽉 쥔 다음, 숨을 내쉬면서 상체를 앞으로 숙인다. 각 4초씩 실시한다.

목 주변을 마사지하고 따뜻하게 한다

자율신경 안정　　혈액 순환 촉진　　장내 환경 개선

불면증 해소　　부종 해소　　피로 회복

Point

- 목을 따뜻하게 해주면 교감신경의 흥분을 가라앉힐 수 있다.

- **목을 풀어주는 혈 자리를 눌러서** 뻐근함 을 해소하면 기분도 가벼워진다.

- 부교감신경을 끌어올려 자율신경의 균형 을 잡으면 장 트러블이 개선된다.

자율신경과 장 기능을 바로잡는 목 관리 방법

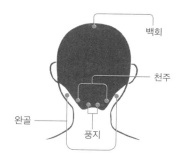

백회

천주

완골

풍지

뻐근함을 느끼기 전에 목을 풀어주는 혈 자리를 누른다

정수리의 혈 자리 백회는 양손 중지로 15~20회 누른다. 다른 혈 자리는 목선을 따라 조금씩 이동하면서 양손 엄지로 천천히 누른다.

먼저 목을 따뜻하게!

목도리나 따뜻한 수건 등으로 목과 쇄골의 경계에 있는 '목가슴신경절'과 목덜미에 있는 '미주신경'을 감싸듯이 두른 다음 서서히 덥혀준다.

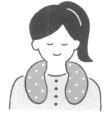
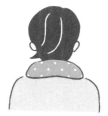

뭉치기 쉬운 목 부근을 따뜻하게 풀어주면 전신이 가뿐해진다

어깨, 머리, 목이 결려서 아프다면 과도한 스트레스로 자율신경의 균형이 깨졌다는 증거예요. 이런 사람들은 대체로 장 컨디션도 좋지 않습니다. 따라서 뭉친 부위를 풀어주면 스트레스가 풀려 자율신경이 균형을 이루고 장 기능도 개선됩니다.

우선 목 주변을 관리해주면 좋아요. 목에는 자율신경에 관여하는 '미주신경'과 '목가슴신경절'이 있습니다. 그래서 목이나 목덜미가 뭉치면 혈액 순환이 나빠지고 자율신경의 균형도 흐트러집니다. 그러니 혈액 순환을 촉진하기 위해서라도 신경 써서 목을 따뜻하게 해주세요. 추가로 혈 자리를 눌러 뭉친 부위를 잘 풀어주면 자율신경도 한층 수월하게 균형을 되찾을 수 있어요.

NO
72

실내복과 잠옷은 되도록 헐렁하게 입는다

자율신경 안정   혈액 순환 촉진   장내 환경 개선

불면증 해소   부종 해소   피로 회복   기분 전환

Point

o 스트레스에서 벗어나 편하게 쉴 수 있는 환경을 만든다.

o 몸을 조여 혈액 순환을 방해하지 않도록 헐렁한 옷을 골라 입는다.

o 촉감이 부드럽고 흡습성이 뛰어난 잠옷을 입으면 수면의 질이 올라간다.

o 내가 입었을 때 기분 좋은 옷을 고른다.

편안한 홈웨어 추천

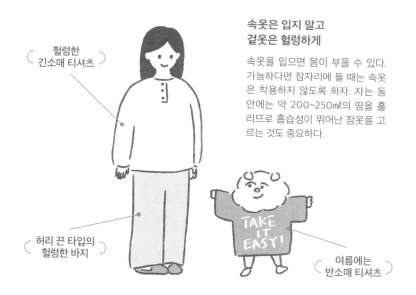

**헐렁한
긴소매 티셔츠**

**속옷은 입지 말고
겉옷은 헐렁하게**

속옷을 입으면 몸이 부을 수 있다.
가능하다면 잠자리에 들 때는 속옷
은 착용하지 않도록 하자. 자는 동
안에는 약 200~250㎖의 땀을 흘
리므로 흡습성이 뛰어난 잠옷을 고
르는 것도 중요하다.

**허리 끈 타입의
헐렁한 바지**

TAKE
IT
EASY!

**여름에는
반소매 티셔츠**

몸과 마음에 스트레스를 주지 않는 '헐렁함'이 건강의 비결

건강에 이로운 일도 꾸준히 하지 않으면 의미가 없죠. 그리고 습관이 들 정도로 어떤
일을 꾸준히 계속하려면 스트레스가 없어야 합니다.
특히 밤에 집에서 편히 쉴 때는 고무줄로 몸을 바짝 조이는 속옷이나 잠옷, 신축성이
적은 레깅스는 몸에 스트레스를 주니 피합시다. 꽉 끼는 옷을 입으면 자는 동안 방광
이 자극을 받아 화장실 생각에 눈이 떠지므로 숙면에도 방해가 됩니다.
실내복으로는 끈으로 허리춤을 조절하는 바지와 헐렁한 티셔츠를 추천합니다. 특히
잘 때는 안 입은 것처럼 편한 잠옷으로 까다롭게 골라 입읍시다.

№ 73

자기 전에
내일 외출 준비를 해둔다

자율신경 안정   짜증 방지   불안 해소   긴장 해소

집중력 향상

Point

○ 준비를 해두면 불안이 사라지고 안도감이 든다.

○ 필요한 물건이 정해진 위치에 잘 있는지 확인해두면 조급함이 사라진다.

○ 아침은 두뇌 회전이 가장 활발한 시간대다. 내일 아침에 해야 할 일을 미리 정해두면 맑아진 두뇌의 뛰어난 능력을 충실히 활용할 수 있다.

다음 날을 위한 준비 요령

소지품 정리는 반드시 자기 전에 해두자

가방에는 꼭 필요한 물건만 넣되 꺼내기 쉬운 위치에 둔다. 지갑 속의 현금은 자신이 정한 일정 액수로 맞춰 넣고 카드와 영수증도 정리해둔다.

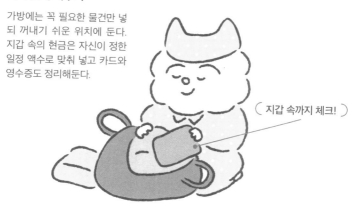

지갑 속까지 체크!

전날 미리 준비하는 습관으로 자율신경을 어지럽히는 싹을 자르자

자기 전에 미리 내일 일정을 확인하고 입고 갈 옷을 정한 다음 가방과 지갑에 든 물건을 정리합니다. 이렇게 내일을 위한 준비를 모두 마치면 마음 편히 잠들 수 있습니다. 준비를 해두었기 때문에 필요한 물건이 보이지 않아 이리저리 헤맬 일도 없어요. 즉, 자율신경을 뒤흔드는 사건이 벌어지지 않는 거죠.

아침 두뇌의 뛰어난 능력을 충분히 활용하느냐 마느냐는 전날 밤에 '내일 아침에 할 일'을 얼마나 명확하게 정리해두었는지에 따라 결정됩니다. 아침에 해야 할 일이 명확하지 않으면 어수선하지만, 이미 정해져 있으면 망설임 없이 바로 시작할 수 있고 안도감으로 이어집니다. 안도감이 들면 교감신경이 지나치게 흥분하지 않으므로 자율신경의 균형을 바람직한 상태로 유지할 수 있습니다.

NO 74 잔잔한 음악보다는 경쾌한 음악을 듣는다

자율신경 안정   혈액 순환 촉진   장내 환경 개선

불면증 해소   피로 회복   스트레스 완화

기분 전환

Point

o **경쾌한 음악을 들으면 몸과 마음의 긴장 이 풀려 부교감신경이 활성화된다.**

o **지쳤을 때일수록 잔잔한 음악이 아닌 록 음악을 듣는다.**

o 리듬이 일정하고 멜로디의 변화가 적은 곡을 고르면 더 효과적이다.

에너지 충전에 도움되는 음악은?

내가 좋아하는
노래가 최고의
특효약!

본래 인간의 뇌는 음악을 들으면 '쾌감'을 느끼도록 설계되어 있다. 그중에서도 리듬이 일정하고 멜로디의 변화가 적은 록 음악이 가장 좋다. 길이는 4~5분 정도가 적당하다. 리듬이 너무 빠르면 자율신경의 균형을 어지럽히므로 피하자.

록 음악의 규칙적인 리듬이 흐트러진 자율신경의 균형을 바로잡는다

좋아하는 음악은 듣기만 해도 마음이 안정되고 기운을 북돋워주지요. 이처럼 음악은 자율신경에 긍정적인 영향을 미칩니다. 그렇지만 모든 음악이 다 좋은 건 아니에요. 음악의 효과를 누리고 싶다면 '리듬이 일정'하고 '멜로디의 변화가 적은' 곡을 고르세요. 규칙적인 리듬은 자율신경의 안정에 도움이 되기 때문입니다. 듣기만 해도 치유될 것 같은 잔잔한 스타일의 노래는 마음은 안정되더라도 자율신경의 균형을 바로잡는 효과는 기대할 수 없어요. 하루 동안 쌓인 피로를 풀고 싶다면 록 음악을 추천합니다. 록의 규칙적인 리듬이 의외로 자율신경의 균형을 잡아줘서 기분 전환에도 매우 좋답니다.

NO 75 당분을 지나치게 섭취하지 않는다

자율신경 안정 | 혈액 순환 촉진 | 장내 환경 개선

불면증 해소 | 부종 해소 | 피로 회복 | 기분 전환

Point

- 뇌에 당이 부족한 듯한 느낌은 착각이다. 당은 충분하다.

- '뇌를 위해서'라는 말은 단것을 먹기 위한 핑계다.

- 짜증이 몰려오는 이유는 혈당 스파이크에서 비롯된 저혈당 때문일 가능성이 크다. 당분 섭취를 줄여 혈당 수치를 정상으로 되돌리자.

불필요한 당분의 과다 섭취 주의!

단것이 당기는 이유는
혈당 스파이크 때문

빈속에 달콤한 과자나 주스를 먹으면 혈당이 재빠르게 치솟아 일시적으로 기분이 좋아진다. 하지만 곧 대량의 인슐린이 분비되어 혈당이 급격히 떨어지면서 저혈당 상태에 빠지고 짜증이 치민다. 이러한 불쾌감을 없애기 위해 다시 단것을 찾는 악순환이 반복된다.

＼ 지나친 섭취에 주의! ／

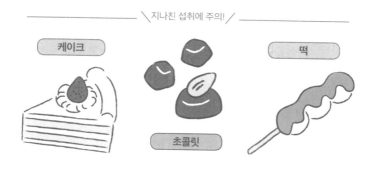

케이크

초콜릿

떡

'뇌에 당이 떨어져서 먹는다'라는 핑계는 이제 그만!

'뇌가 지쳤을 때는 역시 단것을 먹어야지'라며 일하는 틈틈이 사탕이나 초콜릿을 슬쩍 입에 넣는 사람을 흔히 볼 수 있어요. 뇌가 주로 포도당에서 에너지를 얻는 것은 사실이지만, 식사를 평범하게 잘 챙겨 먹고 있다면 뇌로 갈 포도당은 전혀 부족하지 않아요. 그러니 일부러 보충할 필요도 없지요.

그런데도 집중력이 사라지고 머리가 멍하거나 어지러움, 울렁거림 같은 불쾌한 증상이 덮쳐와 당이 모자란 듯한 느낌이 든다면 저혈당 상태에 빠졌을 가능성이 큽니다. 하지만 이는 당분을 지나치게 섭취해서 일어나는 '혈당 스파이크'예요. 이 상태에서 단것이 당긴다고 계속 먹으면 당뇨로 이어질 수 있으니 각별히 주의해야 합니다.

NO **76**

하루에 30분씩
좋아하는 일을 한다

면역력 증진   자율신경 안정   짜증 방지

스트레스 완화

Point

- 하루에 30분만이라도 나만의 시간을 마련해 좋아하는 일을 한다.

- 의식적으로 시간을 만드는 것이 중요하다.

- 하루에 한 번씩 자신을 되돌아보는 시간만 가져도 자율신경이 균형을 이룬다.

좋아하는 일을 하기 위한 시간을 만들자

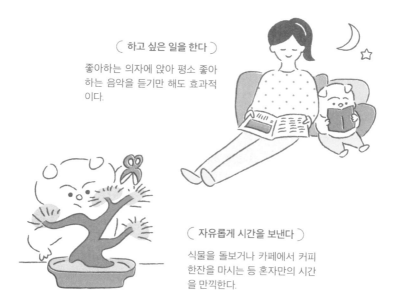

(하고 싶은 일을 한다)

좋아하는 의자에 앉아 평소 좋아하는 음악을 듣기만 해도 효과적이다.

(자유롭게 시간을 보낸다)

식물을 돌보거나 카페에서 커피 한잔을 마시는 등 혼자만의 시간을 만끽한다.

일부러 짬을 내어 혼자만의 시간을 즐긴다

늦은 시각까지 일을 하거나 약속으로 누군가를 만나다 보면 좀처럼 마음대로 시간을 쓰기가 어렵지요. 하지만 아무리 바쁘더라도 하루 중 언제든 좋으니 30분 정도 혼자만의 자유 시간을 마련해보세요. 그리고 이러한 시간은 '의식적으로' 만드는 것이 무엇보다 중요합니다.

'지금 이 시간이 나에게 긍정적인 영향을 미친다'고 자각하며 30분을 보내보세요. 이는 그저 하는 일 없이 뒹굴거리며 시간을 보내는 것과는 달라요. 이렇게 일부러 시간을 마련하면 평소 흐트러지기 쉬운 자율신경의 균형과 리듬을 바로잡고 스스로를 객관적으로 들여다볼 수 있습니다.

NO 77 멍하니 있는다

자율신경 안정   스트레스 완화   평정심 유지

집중력 향상   자기 인식 개선

Point

o 바쁠수록 멍하니 보내는 시간을 갖는다.

o 자연 풍경이나 하늘을 바라보며 슬렁슬렁 걷는다.

o 머릿속을 비우고 무의식 상태로 있으면 뇌는 다음에 해야 할 의식적인 행동을 준비한다.

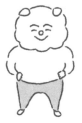

애써 멍하니 보내는 시간의 힘

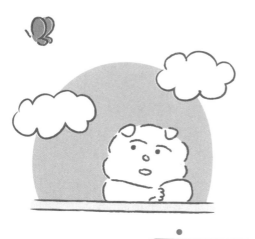

마음이 이끄는 대로 산책하고 하늘도 보자

이것저것 해야 할 일이 산더미처럼 쌓여 있으면 예민해지게 마련이다. 이 상태로는 자율신경의 균형이 무너져 제 실력을 발휘할 수 없다. 바쁠수록 일부러 멍하니 시간을 보내보자. 뇌가 무의식 상태를 거치면 다음에 이어질 작업의 능률이 오른다.

멍 때릴 시간이 필요해요

뇌에게 꼭 필요한 '멍 타임'

교감신경과 부교감신경 모두 잘 작용하려면 멍하니 있는 시간을 갖는 것이 가장 좋습니다. 산책하러 나가 멍하니 별을 올려다보면서 걷거나 풍경을 가만히 바라보는 그 사이에 생체 리듬이 안정되고 머리가 맑아집니다. 멍하니 있을 때, 우리 뇌는 '디폴트 모드 네트워크(DMN, Default Mode Network)'라는 이름의 두뇌 시스템으로 진입합니다.

다시 말해, 아무것도 생각하지 않는 무의식 상태를 만들면 뇌는 다음 차례에 올 의식적인 행동을 알아서 준비합니다. 아무 생각 없이 있다가 갑자기 뜻밖의 아이디어가 번뜩이는 경우가 있지요. 이것이 바로 디폴트 모드 네트워크가 작동하는 상태입니다.

NO 78 '세 줄 일기'를 쓴다

자율신경 안정   자기 인식 개선   부정적 사고 개선

감정 조절   불안 해소

Point

o 전용 일기장이나 수첩 구석, 어디에 쓰든 괜찮다.

o 반드시 직접 손으로 차분히 쓴다.

o '내일의 목표'는 간단한 것부터 시작하는 편이 좋다.

o 불안이 사라지고 마음에 여유가 생겨 자율신경이 안정된다.

매일 꾸준히 '세 줄 일기'를 쓴다

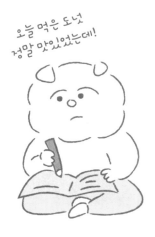

오늘 먹은 도넛 정말 맛있었는데!

실패한 일을 쓴다

부정적인 감정을 정리할 수 있다. 실수를 남의 탓으로 돌리지 않게 되어 그 결과, 같은 실수를 반복하지 않는다.

감동한 일을 쓴다

오늘 하루가 가치 있는 날로 기억된다. 마음이 울적할 때 펼쳐 보면 기분이 전환된다.

내일의 목표를 쓴다

해야 할 일이 정리되어 불안이 사그라든다. 그 결과, 마음 편히 잠들 수 있다.

자필로 천천히 세 줄 일기를 쓴다

자율신경의 균형을 잡는 방법으로 '세 줄 일기'를 추천합니다. 일기장이나 공책 등 어디에 쓰든 상관없지만 글은 반드시 손으로 직접 써야 합니다. 쓸 내용은 단 세 줄이면 충분합니다.

• 실패한 일(예: 깜박 잊고 명함을 못 챙겼다.)
• 감동한 일(예: 길가에 핀 꽃이 예뻤다.)
• 내일의 목표(예: 전철에서 앉지 않는다.)

세 줄 일기 쓰기는 매우 간단하면서도 효과가 크고 꾸준히 하기도 좋아요. 내일의 목표를 적으면 해야 할 일이 명확해져서 무엇을 어떻게 하면 좋을지 쉽게 떠올릴 수 있습니다. 그러면 불안이 사라지고 마음에 여유가 생겨나요. 자율신경을 안정시키는 데 가장 필요한 것이 바로 '여유'랍니다. 초반에는 되도록 달성하기 쉬운 간단한 목표를 세워보세요.

№ 79
잠들기 30분 전부터 휴대폰을 멀리한다

자율신경 안정 　 피로 회복 　 불면증 해소

컨디션 관리 　 스트레스 완화 　 긴장 완화

Point

o 휴대폰이나 컴퓨터 모니터의 블루라이트
　는 교감신경을 자극해 숙면을 방해한다.

o SNS의 정보는 마음을 어지럽힌다.

o 깊이 푹 자려면 취침 30분 전에는 불필요
　한 정보를 차단한다.

o 휴대폰 알람 기능은 되도록 쓰지 않는다.

자기 전에는 쓸데없는 정보를 머릿속에 들이지 말자

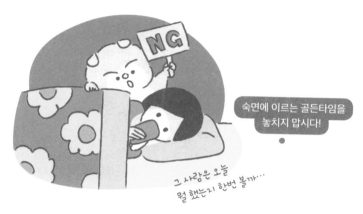

NG

숙면에 이르는 골든타임을
놓치지 맙시다!

그 사람은 오늘
뭘 했는지 한번 볼까…

우리가 자는 동안, 뇌는 그날 들어온 정보를 중요한 순서대로 정리한
다. 그런데 잠자리에 들기 전에 메신저나 SNS를 확인하면 그 정보들
이 교감신경을 자극해 깊이 잠들 수 없다. 잠들기 30분 전에는 휴대
폰을 보지 않기로 하고 잘 때도 손에 닿지 않는 곳에 두자.

휴대폰은 침대에서 멀리, 손이 닿지 않는 곳에 둔다

휴대폰과 컴퓨터 모니터 화면에서 나오는 블루라이트는 교감신경이 우위를 점하게
만듭니다. 그러면 자율신경과 뇌가 자극을 받아 잠들기 어려워져 숙면을 취할 수 없
습니다.

휴대폰이나 컴퓨터를 보지 말라는 이유가 단순히 빛 때문만은 아닙니다. 수면의 질을
높이려면 자기 전에 불필요한 정보를 머릿속에 들이지 않는 편이 좋습니다. 많은 사람
이 잠자리에 들기 전에 습관적으로 메신저나 SNS를 확인합니다. 하지만 이런 습관은
불필요한 정보로 교감신경을 자극할 뿐이지요. 특히 SNS에는 마음의 안정을 방해하는
요소로 가득합니다.

잠들기 30분 전에 휴대폰을 아예 끄는 것도 한 가지 방법입니다.

건강 보조 식품은 유산균만으로 충분하다

면역력 강화 　　장내 환경 개선 　　자율신경 안정

질병 예방 　　컨디션 관리 　　변비 해소

Point

o 장내 세균의 균형을 가장 좋은 상태로 유지하고 싶다면 약에 의존하지 않는다.

o 건강 보조 식품으로는 유산균과 식이섬유면 충분하다.

o 건강 보조 식품을 먹기 전에 반드시 의사와 상담한다.

o 변비약은 강렬한 자극으로 장의 점막을 약하게 만든다.

장내 환경을 위한다면 약은 NO!

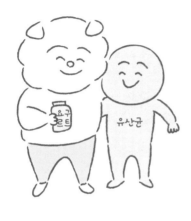

건강 보조 식품, 영양제, 변비약에 의존하지 말자

장내 세균의 균형을 유지하려면 건강 보조 식품, 영양제, 변비약은 멀리하는 편이 좋다. 특히 변비약은 장을 지나치게 자극하므로 자주 먹으면 장의 점막이 약해진다. 그뿐 아니라 장을 점점 자극에 익숙하게 만들어 타고난 장 기능을 떨어뜨리는 원인이 되기도 한다.

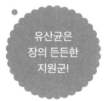

유산균은 장의 든든한 지원군!

건강 보조 식품이나 약의 안이한 섭취 금지

장을 위한다면 약은 권장하지 않습니다. 약은 긴급할 때만 써야 하는 것으로 생각해주세요. 감기에 걸리면 처방받는 항생제도 주의해야 합니다. 항생제는 나쁜 균을 효과적으로 없애주지만 좋은 균에도 작용하기 때문에 장에 서식하는 세균의 체계를 무너뜨려 장내 균형을 무너뜨리기도 합니다.

병원에서는 종종 천연 콩에서 추출한 구아검을 주성분으로 한 식이섬유와 유산균을 추천합니다. 이러한 건강 보조 식품을 먹을 때는 반드시 담당 의사와 상담 후 적절한 지시에 따라야 합니다. 무엇보다도 약이나 건강 보조 식품에 의존하지 않고 자율신경과 장내 세균의 균형을 바로잡는 것이 가장 좋겠지요.

NO
81

자율신경 안정 ┃ 장내 환경 개선 ┃ 변비 해소

생활습관병 예방

자기 전에 양질의 기름을 한 숟가락 먹는다

Point

o 한 숟가락의 좋은 기름은 장내 환경 개선과 자율신경이 균형을 찾는 데 도움이 된다.

o 기름이 장 속의 변을 코팅하는 윤활유의 역할을 하므로 배변이 원활해진다.

o 신진대사를 높여 살이 잘 찌지 않는 체질로 만드는 데 도움이 된다.

o 칼로리가 신경 쓰여 적은 양을 먹으면 장까지 도달하지 않아 효과를 볼 수 없다.

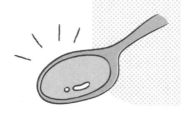

172

불면증 해소　자율신경 안정　피로 회복

스트레스 완화

라벤더 오일로 수면의 질을 높인다

Point

- 향기가 주는 안정 효과는 결코 무시할 수 없다.
- 다양한 향 중에서도 라벤더 향이 특히 효과적이다.
- 라벤더 오일을 한 방울 떨어뜨린 휴지를 머리맡에 두자.
- 캐모마일, 클라리세이지, 샌달우드 오일도 몸과 마음을 편하게 해 준다.

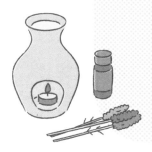

№ 83

수면 부족은 자율신경 균형의 가장 큰 적이라는 사실을 명심한다

면역력 증진　자율신경 안정　혈액 순환 개선

실수 방지　피로 회복　만성 피로 해소

Point

- 잠이 부족하면 **부교감신경이 낮아져** 자율 신경의 균형이 흐트러진다.

- 충분한 수면이 바탕이 되어야 운동 능력, 두뇌 능력, 신체 치유력을 비롯한 몸과 마음의 건강에 관여하는 모든 능력을 제대로 발휘할 수 있다.

잠이 부족하면 본래 가진 능력을 제대로 발휘할 수 없다

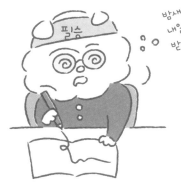

밤새워 공부하면 내일 시험에서 만점을 받을 수 있을 거야!

시험 전날 밤을 새우면 뇌 기능이 떨어진다

수면 부족은 갖고 있는 능력을 발휘하는 데 커다란 걸림돌이 된다. 시험을 앞둔 사람이 밤새워 공부하는 모습을 흔히 볼 수 있는데, 밤을 새우면 자율신경의 균형이 깨져 혈액 순환이 나빠지고, 온몸의 컨디션에 영향을 미치기 때문에 오히려 두뇌 회전이 잘되지 않는다.

잠이 부족하면 면역력뿐 아니라 능력도 낮아진다

건강에 아무리 좋은 습관을 들여도 잠이 부족하면 자율신경의 균형은 바로 무너집니다. 잠이 부족하면 부교감신경이 활성화되지 않기 때문입니다. 우리 몸의 자율신경은 하루 동안 일정한 리듬에 따라 변화합니다. 평소 부교감신경은 저녁부터 밤에 걸쳐 상승하기 시작해 서서히 우위를 차지합니다. 그런데 밤새워 공부나 일을 하면 부교감신경이 우세해질 시간대에 교감신경이 자극을 받습니다. 부교감신경이 상승할 타이밍을 놓친 채로 교감신경이 우세해지는 아침을 맞이하면 이제 어떤 방법을 써도 부교감신경은 오르지 않습니다.

또한 부교감신경의 상태는 림프구계의 면역력의 상태와 비례하기 때문에 부교감신경이 저하되면 당연히 면역력도 약해집니다. 그러니 충분한 수면을 제때 취하는 게 중요해요.

NO
84

자율신경 안정　피로 회복　인간관계 개선

술자리를 권유받으면 적어도 하루는 고민한다

Point

- 술은 몸에 부담을 준다는 사실을 기억하자.

- 내키지 않는 모임에 꾸역꾸역 나가면 스트레스가 쌓인다.

- 분위기에 휩쓸려 참석하겠다고 바로 답하면 열에 아홉은 나중에 후회하고 그로 인해 자율신경의 균형이 깨진다.

- 목적을 가지고 술자리에 나간다. 목적 없는 술자리는 거절하기로 규칙을 정한다.

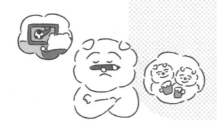

면역력 증진　자율신경 안정　피로 회복

만성 피로 해소　업무 효율화

일주일 중 평일 하루를 '수면의 날'로 정한다

Point

- 한 주의 중반에 '수면의 날'을 만들면 남은 요일의 업무 효율이 향상된다.
- '수면의 날'에는 밤 10시에는 잠자리에 들어 충분한 수면을 취한다.
- '수면의 날' 다음날에는 저절로 눈이 떠질 때까지 잔다.
- 야근이 잦다면 일을 30%만 받고 70%는 거절한다.

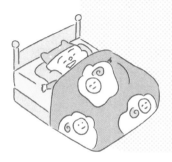

다음 주를 위한
에너지를 충전하는
15가지 생활습관

이번 한 주도 수고하셨습니다.

늦게까지 늦잠도 자고 싶고,

못 만났던 친구도 만나야 하고.

밀린 영화도 보고 싶고…

그간 하지 못했던 것을 다 하기에

우리의 주말은 참 짧네요.

주말에는 되도록

일정한 공간에서 벗어나는 기회를 만들어보세요.

마음가짐을 새로이 해보세요.

일상이 좀 더 풍요로워질 거예요.

PART

주말
Weekend

№ 86

피로가 쌓여 있을수록 움직인다

면역력 증진 자율신경 안정 피로 회복

만성 피로 해소

Point

o 주말에도 주중과 같은 생활 리듬을 유지
한다.

o 녹초가 될 정도로 피곤해도 잠깐 쉬기보
다는 하던 일부터 마무리한다.

o 잠깐이라도 쉬고 나면 피로감이 더 심해
지니 주의하자.

o 밤에는 무조건 쉬는 시간으로 정하고 느
긋하게 보낸다.

1년 365일을 같은 리듬으로 보내자

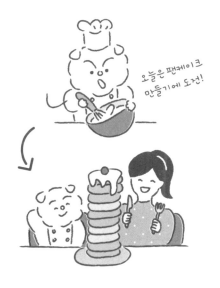

오늘은 팬케이크
만들기에 도전!

매일을 같은 페이스로 보내면 항상 활기를 유지할 수 있다

주말에 실컷 자두고 싶은 마음은 충분히 이해하지만, 대낮까지 자면 오히려 피로가 풀리지 않는다. 그러니 휴일이더라도 일찍 일어나자. 취미에 마음껏 몰두해도 좋다. 무엇이든 즐길 수 있는 일을 하자.

주말에도 평소의 생활 리듬을 유지하면 피곤하지 않다

평일에 빡빡한 일정이 계속되면 주말에는 아무래도 늦잠을 자기 쉽지만, 쉬는 날에도 평소처럼 일어나는 편이 좋아요. 교감신경은 낮에, 부교감신경은 늦은 밤에 가장 높게 상승합니다. 쉬는 날이라고 늘어지게 늦잠을 자면 자율신경의 균형이 깨져 오히려 피로가 잘 풀리지 않아요.

집에 돌아와서 의자에 앉은 순간, 갑자기 피로가 덮쳐와 꼼짝하기 싫었던 경험이 있지 않나요? 한번 꺼진 스위치를 다시 켜려면 훨씬 많은 에너지가 필요하기 때문에 더 피곤해지는 거예요. 해야 할 일을 재빨리 마치고 밤에는 느긋하게 시간을 보낼수록 피로가 빨리 풀립니다.

NO 87 버킷 리스트를 만든다

자율신경 안정   의욕 충전   자존감 향상

자기 인식 개선

Point

- 한 달에 한 번, 하고 싶은 일을 목록으로 만들어 삶의 목표를 찾는다.

- 지금 해야만 하는데 미루고 있는 일은 없는지 꼼꼼히 점검한다.

- '지금을 살자'고 마음먹는다.

- 자연스레 생각나는 대로 하고 싶은 일을 쭉 적는다.

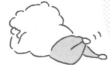

스스로에게 질문을 던지는 것이 중요

늘 삶의 목표를 의식하며 지내자

삶의 목표를 잃었다면 우선 지금 해야만 하는데 미루고 있는 일이 무엇인지 스스로에게 질문한다. 한 달에 한 번씩 이렇게 질문을 던져가며 목록에 적힌 일을 최대한 많이 실천해보자.

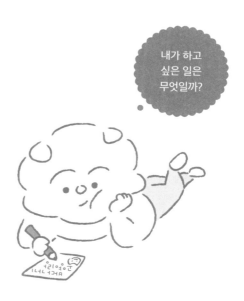

내가 하고 싶은 일은 무엇일까?

목표를 잃어버리면 피로감이 심해진다

어느 정도 업무 경력도 쌓았고, 부하 직원도 있고, 가정도 꾸렸고… 현재 상태에 만족하고 있긴 하지만 어딘가 부족한 것 같나요? 그럴 때는 자신을 되돌아보세요. 죽을 때 후회하지 않기 위해 해야 할 일이 무엇인지 곰곰이 생각해보는 거죠.

살다 보면 언제 무슨 일이 일어날지 알 수 없습니다. 우리는 언제나 사고, 재해, 질병과 같은 수많은 위험에 노출되어 있으니까요. 그렇기에 더더욱 '지금을 살자'는 마음가짐이 매우 중요합니다. 그리고 지금을 살기 위해서는 지금의 나 자신에게 질문을 던져야 겠지요. 한 달에 한 번씩 스스로에게 질문하고 내용을 점검해가며 하나씩 차례대로 실천해보세요.

88 정리 정돈을 한다

자율신경 안정 업무 효율화 스트레스 완화

불안 해소 결단력 증진 자존감 향상

Point

o 무언가를 선택해야만 하는 상황을 줄인다.

o 매일 입는 옷을 일정한 규칙으로 정해둔다.

o 신발장과 옷장을 정리해 1년 동안 착용하지 않은 신발과 옷은 처분한다.

o 고민해야 할 문제와 그렇지 않은 일을 명확하게 구분한다.

선택지를 줄이면 스트레스도 줄어든다

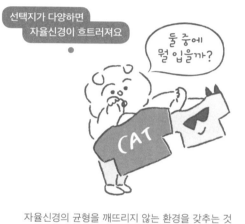

선택지가 다양하면
자율신경이 흐트러져요

둘 중에
뭘 입을까?

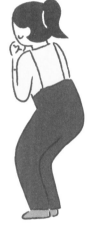

자율신경의 균형을 깨뜨리지 않는 환경을 갖추는 것
도 마음을 안정시키는 방법이다. 그러려면 어떻게 해
야 좋을까? 우선 불필요한 물건부터 줄이자. 옷장 속
의 옷 정리가 특히 효과적이다.

선택 스트레스를 줄이면 피로도 줄어든다

무엇이든 깔끔하고 단순하게 정리해두면 부교감신경의 기능이 안정되어 자율신경의
균형을 잡기가 수월해집니다.
옷은 2, 3년에 한 번씩 과감하게 처분해보세요. 신발장과 옷장을 열어 1년 동안 착용
한 적 없는 것은 미련 없이 버립니다. 이런 식으로 일상에서 쓰는 물건의 규모를 줄이
면 지금 나에게 무엇이 필요하고 무엇이 필요 없는지를 명확히 알 수 있어 충동구매
도 줄어듭니다. 고민이 줄고 시간을 효율적으로 쓸 수 있게 되어 몸과 마음도 말끔하
고 차분해지지요. 이처럼 정리 정돈이 우리의 몸과 마음, 즉 자율신경에 미치는 효과
는 생각보다 훨씬 크답니다.

No
89

새로운 일에 도전한다

자율신경 안정   집중력 향상   자기 인식 개선

자존감 향상   노화 방지

Point

o 새로운 일에 도전해보면 **마음을 유연하게** 유지할 수 있다.

o 걱정과 불안을 해소하려면 '지금 여기'에 집중한다.

o 아로마 테라피, 요가, 음악 치료 등도 시도 해본다.

o '마음챙김'을 실천하기 위해 호흡에 집중 한다.

도전하고 집중하는 자세로 마음의 평온을 유지하자

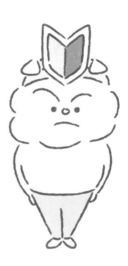

(새로운 일에 도전)

평소 관심 있었던 것을 떠올려 소소한 것이라도 좋으니 뭐든 시작해보자. 초보자가 되어 새로운 일을 배우면 일상에 신선함이 더해진다.

(마음챙김)

'지금 여기'에 집중하는 습관을 들여 불필요한 불안, 두려움, 걱정에서 벗어나는 것이 마음챙김이다. 자율신경의 균형을 잡는 데 효과적이다.

새로운 일에 도전하는 것을 시작으로 '지금 여기'에 집중하자

마음을 늘 젊고 유연하게 유지하기란 쉽지 않습니다. 그런 의미에서 일부러 낯선 장소에 가보거나 새로운 일에 도전해보면 어떨까요? 아로마 테라피, 요가, 음악 치료 같은 것을 하면 몸과 마음이 편안해지고 자율신경도 안정되는 효과를 누릴 수 있습니다.

최근에는 불안, 두려움, 걱정에서 벗어나기 위한 방법으로 '마음챙김'이 주목받고 있습니다. 이는 있는 그대로의 자신과 마주하는 작업을 반복해서 불필요한 잡음에 흔들리지 않는 안정된 정신 상태를 만드는 것을 말해요. 마음챙김을 실천하는 가장 간단한 방법은 '자신의 호흡에 의식을 집중하는 것'입니다.

NO
90

규칙으로 자신을
옭아매지 않는다

자율신경 안정   스트레스 완화   자기 인식 개선

자존감 향상   지속력 유지   노화 방지

Point

o 무리하지 않는다. 최선을 다할 때가 있으
면 대충 할 때도 있는 법이다.

o 유연하고 너그러운 마음으로 자신만의 규
칙을 즐긴다.

o 규칙대로 하지 못한 날이 있어도 자책하
지 말고 다시 시작한다.

o '반드시 이래야 한다고 정해진 것은 없다'
고 생각한다.

무리한 규칙은 세우지 말자

스트레스를 부르는 엄격한 규칙은 금물

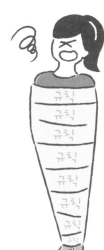

매사에 철저하게 규칙을 세워 자신을 옭아매는 일이 없도록 하자. 반드시 이래야 한다고 정해진 것은 없다. 룰을 바꿔도 되고, 그 룰을 지키기 위해 때로는 열과 성을 다해도 되고, 때로는 대충해도 괜찮다. 그래도 1년 365일 중 300일 이상은 잘 풀린다.

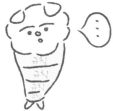

'이 정도면 괜찮다'는 여유로운 마음으로 꾸준히만 해도 성공

진정한 건강을 얻으려면 어떻게 해야 할까요? 수없이 들어본 이야기라 새로울 것이 없다고 느낄지도 모르겠습니다. 하지만 건강의 갈림길은 결국 그 지점에서 비롯됩니다. 다음의 세 가지를 염두에 두고 나를 위한 습관을 꾸준히 실천해보세요.

① 매일 할 수 있는 일이어야 합니다. 매일 실천하면 몸이 전하는 소리에 민감해집니다.

② 몸을 혹사할 필요는 없습니다. 건강을 위한다면 격렬한 운동은 적합하지 않습니다.

③ 규칙을 지키지 못한 날이 있어도 다시 시작하면 됩니다.

부디 유연하고 너그러운 마음으로 습관을 즐기세요. 이것이 바로 자율신경의 균형을 잡아 장내 환경을 활성화하고 젊음을 유지하는 비결입니다.

No 91

지금을 즐기는 데 집중한다

자율신경 안정　질병 예방　스트레스 완화

불안 해소　자기 인식 개선　자존감 향상

Point

o 앞일은 걱정하지 않는다.

o **걱정에 빠지면** 자율신경의 균형이 흐트러 지고 혈액의 질과 흐름도 나빠진다.

o **걱정해봤자** 예정된 결과는 바뀌지 않는다.

o 걱정을 접어두고 행동하는 사람에게 더 좋은 결과가 뒤따른다.

앞일 걱정은 이제 그만!

지금 이 순간을 마음껏 즐기자

가장 먼저 버려야 할 습관은 '걱정하기'다. 평소 걱정이 많은 편이라면 이제부터는 '지금 이 순간을 마음껏 즐겨야겠다'라고 새롭게 마음먹자.

눈앞에 닥친
일에 집중할 뿐!

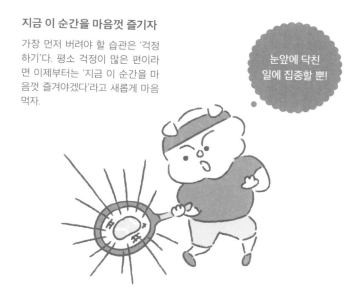

걱정이나 불안에 사로잡히지 말고 느긋하게 대처하면 된다

주변에서 일어나는 일은 그게 무엇이든 걱정하기 시작하면 한도 끝도 없습니다. 걱정으로 문제가 해결된다면 얼마든지 걱정해도 좋아요. 하지만 실제로는 걱정해봤자 예정된 결과는 바뀌지 않지요. 그렇다면 지금 이 순간을 즐기는 편이 좋지 않을까요?
대체로 걱정을 접어두고 행동하는 사람에게 더 좋은 결과가 뒤따르는 법입니다. 게다가 걱정거리를 안고 살면 자율신경의 균형이 깨지고 말초 혈관이 좁아져 혈액 순환이 정체되기 쉬워요.
건강하게 살아가기 위해서라도 낙천적으로 세상을 바라보는 편이 좋습니다. 지금 이 순간을 즐기는 데 집중하는 것이 그 시작입니다.

№ 92

솟구치는 감정을 노트에 적는다

자율신경 안정 짜증 방지 자기 인식 개선

감정 조절 뇌 활성화

Point

- 인간관계로 스트레스를 받으면 그 감정을 노트에 적는다.

- 손으로 천천히 글씨를 쓰면 **자율신경이 안정**된다.

- 표현을 고르지 말고 하고 싶은 말을 다 적은 다음 자신의 감정을 분석한다.

- 불쾌한 일을 겪었을 때 노트를 다시 열어 보면 감정을 객관적으로 바라볼 수 있다.

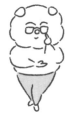

감정을 글로 쓰면 스트레스가 풀린다

떠오르는 모든 감정을
손으로 천천히 적는다

'감정 노트'에는 표현을 고르지 말고 하고 싶은 말을 전부 적는다. 무엇에 화가 나는지, 무엇이 힘든지, 어떻게 해야 마음이 편해질지 등 자신에게 물어가며 감정을 기록한다.

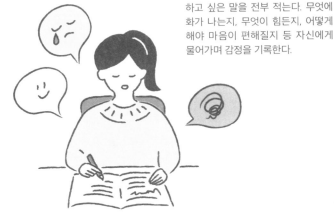

감정을 객관적으로 바라보면 마음이 쉽게 흐트러지지 않는다

감정 전용 노트를 만들어 스트레스를 받을 때마다 당시의 감정을 노트에 적어보세요. 이러한 습관은 마음을 가다듬는 데 매우 큰 도움이 됩니다. 손으로 글씨를 쓸 때, 펜이 종이에 닿는 감촉이나 써내려간 글자가 눈에 들어오는 자극은 뇌의 기능을 활성화하고 혈액 순환을 촉진합니다. 그래서 의식적으로 정성 들여 천천히 글씨를 쓰면 호흡이 안정되고 마음이 차분해지며 자율신경도 균형을 이루게 됩니다.

또, 노트를 펼쳐 다시 읽으면 평소의 생각 패턴도 알 수 있습니다. 노트에 쓴 과거의 감정을 되돌아보면 자신을 객관적으로 바라보는 눈이 생깁니다. 그러면 다음에 같은 상황을 마주해도 마음이 잘 흐트러지지 않습니다.

부정적인 감정은 빨리 끊어낸다

면역력 증진   장내 환경 개선   자율신경 안정

스트레스 완화   노화 방지   부정적 사고 개선

Point

- 부정적 감정은 자율신경의 균형을 뒤흔들어 노화를 부추긴다. 자율신경의 불균형은 장 기능에 악영향을 미쳐 장 트러블을 일으킨다.

- 장내 환경이 건강하지 못한 사람은 우울, 불안, 피로를 쉽게 느낀다.

- 부정적인 감정에 질질 끌려다니면 대장 속 유해균이 증가하고 장내에 독소가 쌓여 변비에 걸린다.

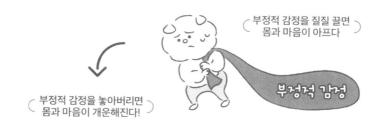

백해무익한 부정적 감정

(부정적 감정을 질질 끌면
몸과 마음이 아프다)

부정적 감정

(부정적 감정을 놓아버리면
몸과 마음이 개운해진다!)

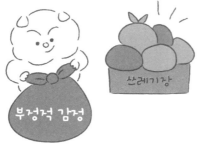

부정적 감정

산레기장

부정적 감정은 빨리 잊자

짜증이나 분노 등 교감신경이 항진된 상태가 지속되면 백혈구 속 면역 세포 중 하나인 과립구가 증가한다. 과립구는 활성 산소를 형성하는 역할을 맡고 있는데, 과도하게 생성되면 정상 세포를 죽이는 자가면역 질환을 일으키기도 한다.

짜증이나 분노와 같은 부정적 감정과 헤어질 결심

부정적인 감정에 휩싸여 있으면 교감신경이 높은 상태가 지속되면서 많은 양의 활성 산소가 발생합니다. 활성산소는 세포를 산화시켜 파괴하는 물질로, 이것이 증가하면 체내의 세포가 손상됩니다. 세포가 손상되면 실제보다 나이 들어 보이고 병에 걸릴 위험도 크게 높아져요. 그뿐 아니라 자율신경의 균형이 깨져 장 기능이 약해지고 대장 내 유해균이 늘어 독소가 쌓입니다. 독소를 품은 세포는 제 기능을 발휘하지 못하므로 결국 쉽게 피로를 느끼고 피부도 푸석해지며 질병에도 잘 걸리게 됩니다. 또, 장내 균형이 깨지면 뇌도 스트레스를 받아 정신적으로 불안정해지는 등 그야말로 악순환에 빠지고 맙니다.

이처럼 부정적 감정이 우리 몸에 미치는 악영향은 한둘이 아니므로 각별히 주의해야 합니다. 서둘러 털어낼 수 있도록 놓아주세요.

NO
94

내 감정의 허용량을 알아둔다

자율신경 안정   스트레스 완화   불안 해소

자기 인식 개선   자존감 향상   질병 예방

부정적 사고 해소

Point

- o 내 마음의 허용량을 알면 스트레스를 알아차리고 수많은 갈등에서 벗어날 수 있어 마음이 안정된다.

- o 내 마음의 허용량을 알면 자율신경이 균형을 이루어 컨디션이 개선되므로 건강을 유지할 수 있다.

- o 마음의 허용량은 작아도 괜찮다. '그것이 나'라고 당당하게 인정하자.

- o 내 허용량에 어울리는 방식으로 살면 스트레스로부터 자유로워진다.

자율신경 안정　스트레스 완화　불안 해소

우울증 해소

식물과 사진으로 방을 꾸민다

Point

○ 깨끗한 물이 흐르고 푸른 잎이 우거진 장소에 있으면 **저절로 자율신경이 안정된다.**

○ 먼 곳까지 발걸음하기 어렵다면 가까운 곳이라도 좋으니 진심으로 마음 놓을 수 있는 편안한 장소를 만든다.

○ 깨끗한 물이 흐르는 장식품 또는 드넓은 초원이나 바다가 펼쳐진 **사진으로 방을 꾸민다.**

○ **자율신경의 안정을 위해** 방에 식물을 둔다.

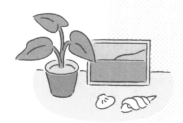

№ 96 신뢰할 수 있는 가까운 병원을 찾아둔다

질병 예방　　면역력 증진　　자율신경 안정　　불안 해소

컨디션 관리

Point

○ 4개월에 한 번씩 주치의에게 검진을 받는다.

○ 신뢰할 수 있는 주치의에게 주기적으로 검진을 받으면 작은 변화를 놓치지 않아 질병을 조기에 발견할 가능성이 커진다.

○ 바로 대형병원을 찾아가는 것은 바람직한 선택이 아니다.

가까운 병원의 의사를 주치의로 삼자

주기적으로 가까운 병원에서 건강 상태를 살펴보자

처음부터 대형병원을 찾으면 어느 과에서 진료받아야 할지 알기 어려워 진료과를 이리저리 옮겨 다니게 될 수도 있다. 자주 다니는 병원의 주치의는 증상을 통해 질병의 원인을 파악해, 필요에 따라 큰 병원의 적절한 진료과를 소개해준다.

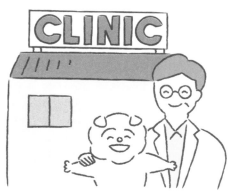

동네 병원에서 신뢰할 수 있는 의사를 찾자

진료는 언제든 신뢰할 수 있는 가까운 병원의 주치의에게 받는 편이 좋습니다. 그래야 미세한 수치의 변화를 알아차려 질병을 조기에 발견할 가능성이 크기 때문입니다.

동네 병원의 가정의학과 의사는 전반적인 의료 지식을 바탕으로 다양한 치료를 하고 있습니다. 전문적인 검사나 치료가 필요하다고 판단되면 적절한 의료 시설을 소개해 줍니다.

오늘날은 발견만 빨리하면 암을 비롯한 대부분의 질병을 고칠 수 있습니다. 건강을 지키고 싶다면 우선 가까운 곳에 단골 병원을 만들고 그곳에서 나의 체질을 잘 이해해주는 의사와 신뢰 관계를 쌓아가는 것이 가장 바람직합니다.

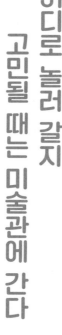

주말

다음 주를 위한 에너지를 충전하는 15가지 생활습관

№ 97

어디로 놀러 갈지 고민될 때는 미술관에 간다

면역력 증진　자율신경 개선　스트레스 완화

기분 전환

Point

o 미술관이나 박물관처럼 천장이 높은 공간에 머물면 자신을 객관적인 시선으로 바라볼 수 있게 된다.

o 비일상적인 공간을 체험할 수 있다면 그곳이 어디든 가기만 해도 자율신경을 단련할 수 있다.

o 절이나 성당 등도 좋다.

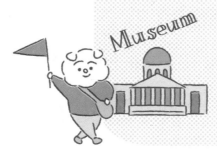

여행의 테마는 하나로 정한다

자율신경 안정　자기 인식 개선　자존감 향상

부정적 사고 개선　기분 전환

Point

○ 여행의 목적을 정하면 **자율신경 균형의 질이 전체적으로 오른다.**

○ 자율신경의 안정을 바란다면 허둥지둥 헤맬 일은 피해야 한다. 한 여행에 너무 많은 목적을 세우지 말자.

○ 여행의 테마는 한두 개만 정하고 여유롭게 움직일 수 있도록 일정을 짠다.

○ 여행을 자율신경의 균형을 잡는 기회라 여기고 긍정적인 마음으로 집을 나선다.

이번 여행은
무조건 '힐링'이다!

일정이 비는 것을 두려워하지 않는다

면역력 증진　자율신경 안정　피로 회복

스트레스 완화　자기 인식 개선　자존감 향상

Point

o **시간이 비어도** 일정을 너무 빡빡하게 잡지 않는다.

o 일주일에 하루는 **아무 일도 없는 '무계획일'**을 만든다.

o **스케줄** 수첩에 빈칸이 있어도 신경 쓰지 않는다.

o **휴대폰이 아닌** 수첩에 손으로 직접 일정을 쓴다.

스케줄은 빡빡하지 않게!

바로 일정을 확인하지 말고 답을 미루자

스케줄은 수첩에 정리하고, 만나자는 연락에는 다음
날 답하자. 일정을 바로 확인할 수 없게 해두는 편이
다른 사람의 일정에 휘둘리지 않을 수 있어 좋다.

아무 일정이
없는 날을
일부러 만들자고!

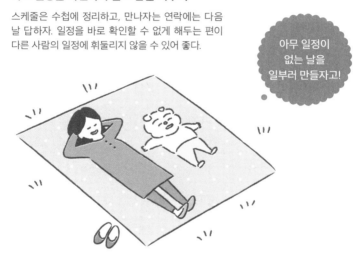

스케줄을 비우는 건 피로로부터 나를 지키는 법

사람은 여유가 없으면 반드시 무너지고 맙니다. 그렇다면 어떤 식으로 여유를 만들면
좋을까요? 그것은 시간이 빈다고 해서 바로 다른 일정으로 채우지 않는 거예요.
시간을 효율적으로 쓰려는 마음이 앞선 나머지, 빈 스케줄을 모두 채우고 싶을 수도
있어요. 하지만 그렇게 하면 매일 시시각각 변하는 상황에 대처할 유연성을 잃게 됩니
다. 아무 일정도 없는 날은 새로운 일에 도전하거나 뒤처진 안건을 보완하는 날로 정
해보세요.
그리고 스케줄은 휴대폰이 아닌 수첩에 적어보세요. 수첩을 활용하면 이번 주뿐 아니
라 다음 주와 그 이후의 스케줄까지 모두 한눈에 훑어볼 수 있습니다.

주말

다음 주를 위한 에너지를 충전하는 15가지 생활습관

№ **100**

'미래 일기'를 쓴다

자율신경 안정 　 자기 인식 개선 　 자존감 향상

의욕 충전 　 뇌 활성화

Point

- o '미래 일기'는 매일 꾸준히 손으로 직접 정성 들여 쓴다.

- o 5년 후의 자신을 상상하며 쓴다.

- o 이미 일어난 과거의 일이 아니라 미래의 희망을 주제로 쓴다.

- o 문장은 '~했다'라는 완료형으로 쓰고 목표를 이루었을 때의 감상을 덧붙인다.

미래의 일을 일기로 쓰자

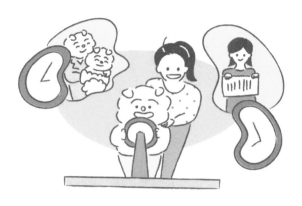

'미래 일기'의 효과를 보려면 매일 꾸준히 써야

천천히 손으로 글씨를 쓰면 자율신경이 균형을 이룬다. 머릿속
생각을 글로 쓰면 뇌가 그 내용을 더욱 강렬하게 의식하므로
행동에 변화가 일어나 좋은 일이 많이 생긴다.

단순한 기록이 아닌, 해낼 수 있을 법한 일을 과거형으로 쓴다

'미래 일기'는 오늘 일어난 일의 기록이 아니고 계획표와도 다릅니다. 기본적으로 매일
쓰되, 우선 내일 할 일을 확인하고 각각의 목표를 세운 뒤, 목표를 이루었을 때의 감상
을 상상해서 적어 넣는 것이 특징입니다.

내일에 대해 쓰는 미래 일기와는 별도로 장기적인 미래 일기도 써보세요. 그리고 이를
매일 확인하고 필요에 따라 수정하면서 얼마나 달성했는지 정기적으로 점검해보세요.
글씨를 한 글자씩 정성 들여 쓰면 자율신경이 균형을 이루고 뇌의 혈액 순환도 개선됩
니다. 나아가 바라던 일에 한 발짝 성큼 다가갈 수 있습니다. 손으로 글씨를 쓰면 뇌가
그 내용을 강하게 의식해서 목표를 이루기 위해 매일 행동을 변화시키기 때문입니다.

(증상별 색인)

206

심리 증상

(참고 문헌)

※ 모두 저자 고바야시 히로유키가 쓴 책으로, 국내에 소개된 책을 앞쪽에 소개하였으며 근간순입니다.

《자율신경계: 그림으로 읽는 잠 못들 정도로 재미있는 이야기》, 양지영 옮김, 성안당, 2023.

《장이 좋아지는 1분 면역력의 놀라운 건강습관》, 고선윤 옮김, 중앙생활사, 2021.

《나는 당신이 스트레스 없이 말하면 좋겠습니다》, 조민정 옮김, 타커스, 2018.

《이것만 의식하면 건강해진다》, 윤지나 옮김, 청림라이프, 2014.

《왜 이것이 몸에 좋을까?》, 전경아 옮김, 김영사, 2012.

《자율신경의 명의가 가르쳐주는 건강의 정체》, 선마크슛판, 2020.

《모든 고민이 사소해지는 삶의 방식》, 마키노슛판, 2020.

《자율신경의 균형을 바로잡는 긴 호흡법(自律神経を整える「長生き呼吸法」》, 아스콤, 2020.

《자율신경×장으로 10살 젊어진다! 고바야시가 알려주는 35가지 최강의 습관》, 가와데쇼보신샤, 2019.

《의사가 고안한 암·질병이 얼씬도 못 하는 최강의 식단》, SB크리에이티브, 2019.

《피곤하면 움직여라!》, 크로스미디어 퍼블리싱, 2019.

《죽을 때까지 '나'로 존재하기 위한 미래 일기》, 겐토샤, 2019.

《자율신경의 균형을 바로잡는 최고의 식사법》, 다카라지마샤, 2018.

《만화로 배우는 자율신경의 균형을 잡는 습관·운동·마음가짐》, 이케다쇼텐, 2018.

《의사가 고안한 '장수 된장국'》, 아스콤, 2018.

《만화로 배우는 자율신경의 균형 잡는 법》, 이스트프레스, 2017.

《NHK 취미 탐방! 오늘부터 발효 라이프》, NHK슛판, 2017.

《자율신경의 균형을 바로잡는 시간 관리법》, 쇼가쿠칸, 2016.

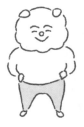